사람은 **왜**
목·허리·무릎이 아플까?

사람은 **왜**
목·허리·무릎이 아플까?

초판 1쇄 발행 | 2015년 1월 25일
초판 2쇄 발행 | 2016년 4월 11일

지은이 | 이희숙

발행인 | 이희숙
발행처 | 도서출판 허리튼튼
주   소 | 137-885 서울 서초구 서초대로 269, 201호(서초동 부림빌딩)
전   화 | 02-599-2987
팩시밀리 | 02-591-4715
등록번호 | 제2014-000223호

ⓒ 이희숙, 2015

값 15,000원

이 책에 실린 글과 사진은 저자와 도서출판 허리튼튼의 동의 없이는
아무도 이용할 수 없습니다.
ISBN | 979-11-954324-0-0

이 책의 국립중앙도서관 출판시 도서목록(CIP)은 e-CIP홈페이지(http://www.nl.go.kr/ecip)에서
이용하실 수 있습니다. (CIP제어번호 : 2015000200)

사람은 왜
목·허리·무릎이 아플까?

이희숙 지음

도서출판 **허리튼튼**

책 머리에

　인간은 왜 병에 걸릴까요? 저는 너무나 오랜 시간 동안 목과 허리가 아파서 고생을 많이 하였습니다. 여러 병원을 찾아다녔으나 왜 허리가 아픈지, 어떻게 하면 허리가 다시 튼튼해지고 통증에서 벗어날 수 있는지에 대한 처방은 받지 못했습니다.
　남들은 허리가 아프지 않이 활기차게 활동하고 일하는데, 왜 나만 이 같은 고통 속에 살아야 하는지 스스로 한탄도 많이 했습니다. 부끄럽기도 하고, 한편으로는 고통을 참기가 너무 힘들었습니다. 그러던 차에 혹시 불교에는 어떤 신비스러운 비전이 전해져 오지 않을까 하는 기대감을 가지고 동국대학교 불교대학원 선학과에 입학했습니다. 극심한 허리 통증에서 벗어날 수 있는 것이라면 무엇이든 하겠다는 각오였고, 물에 빠진 사람이 지푸라기라도 잡는 심정이었습니다.
　그러나 부처님의 가르침에는 그와 같은 신비스러운 비전은 따로 없고 모든 것은 인과 관계라고 하였습니다. 불교에서 신비스럽다고 하는 것은 공허한 말장난 또는 말의 향연에 불과한 것이었습니다. 허리가 아픈 것도 우연이 아니라 아플 만한 원인이 있기 때문에 아프다는 것이었습니다. 따라서 질병에 대한 철저한 분석과 검증을 통하여 왜 허리가 아픈지 그 원인을 알아낸다면 통증도 극복할 수 있다는 것이 불교의 가르침이었습니다.

　그리고 또 하나 중요한 것을 알게 되었습니다. 그것은 삼법인의 가르침 속에 있는 '제행무상'과 '제법무아'의 교설입니다. 이 세상에 영원한 것은 없으며, 고정 불변의 '나'라는 실체도 없다는 가르침입니다. '모든 것은 매 순간마다 변한다.'는 것은 허리가 아픈 사람도 다시 건강하게 변할 수 있다는 것을 의미합니다. 저는 여기서, 지금은 비록 아픈 몸이지만 그것은 영원한 내 운명이 아니므로 아픈 원인을 제거하면 건강해질 수 있다는 희망의 메시지를 얻었습니다. 그와 같은 낙관적인 생각으로 저는 제 자신의 몸을 공부하기 시작했습니다. 그 결과 목과 허리·무릎 통증의 원인은 자신의 체중이 누르는 중력 때문에 발생하는 병이라는 사실을 깨닫게 되었습니다.

　두개골이 무겁게 눌러서 목이 아프게 되고, 상체가 짓누르는 중력에 의하여 허리와 무릎이 아픈 것이었습니다. 나를 고통스럽게 했던 질병의 원인도 사실은 내 속에 있었습니다. 알고 보니 이렇게 간단한 자연의 이치를 몰라서 그 동안 그렇게 고생한 것이었습니다. 참으로 부끄럽고 자신의 무지함이 원망스러울 뿐이었습니다.

　고타마 붓다의 가르침 중에 '팔정도(八正道)'라는 교설이 있습니다. 붓다의 깨달음을 여덟 가지로 체계화한 초기 불교의 핵심적인 실천 윤리입니다. 그 팔정도의 첫 번째가 "바른 이해(Right view, 正見)"입니다. 고통을 극복해 가는 첫 번째 실천은 있는 그대로 바로 보고, 있는 그대로 이해하고, 있는 그대로 설명하라는 것입니다.

저는 의학을 전공한 사람이 아닙니다. 다만 수십 년간 목과 허리 통증으로 고생하면서 그 원인이 자신의 몸이 누르는 중력이라는 사실을 알아냈습니다. 병의 원인을 있는 그대로 본 것입니다. 원인을 바로 보고 그 원인을 제거하는 순간, 그렇게 아프던 몸이 다시 건강해졌습니다. 질병도 원인에 따라 발생한 것이기 때문입니다. 그 후 저는 질병으로부터 해방되었습니다. 그러고 돌아보니, 저와 같은 질병으로 고통받는 사람들이 무수히 많다는 사실을 알게 되었습니다.

저는 제가 깨닫고 교정한 방법을 그분들과 공유해야겠다는 생각을 하게 되었습니다. 그래서 제가 고통에서 벗어나게 된 과정들을 적나라하게 기록하였습니다. 단 한 명이라도 고통에서 벗어나기를 바라는 마음에서 이 책을 쓰기로 마음먹었기 때문입니다. 하지만 전문 학자도 아니고 의학을 전공한 의사도 아닌지라 쉽게 용기를 내지 못하고 있던 차에 한국을 방문한 프란치스코 교황님께서 "고통 앞에서 중립은 없다."고 하신 말씀을 듣고 용기를 내어 이 책을 펴내게 되었습니다.

저는 이 책을 통하여 제가 깨닫고 경험한 것을 진솔하게 담아내려고 노력했습니다. 그렇다고 제 의견이 모두 옳다고 생각하지는 않습니다. 다만 제가 경험한 바를 그대로 적어서 고통받는 분들에게 도움을 주고자 했을 뿐입니다. 물론 여기 적힌 것이 모두 사실이라고 해도 사람마다 건강 상태와 몸 상태가 천차만별이므로 제가 한 것이 표준이 될 수는 없습니다. 처음에는 운동을 조금씩 하다가 점차적으로 운동량을 늘려 나가는 적응 과정이 필요합니다. 운동을 한 후에는 반드시 '운동일기'를 쓰되, 운동 후에 느낀 감정까지도 써서 전날과 비교하면서 안전하게 운동하는 것이 중요합니다.

끝으로 이 책에 담긴 내용은 앞서 지적한 바와 같이 제가 경험하고 제 스스로 고통을 극복해 온 과정들을 기록한 것입니다. 연구를 전문으로 하는 교수나 학자가 아닌지라 더러 잘못된 부분도 많이 있으리라 생각됩니다. 이 책의 내용과 관련하여 오타나 혹 잘못된 부분에 대해서는 아낌없이 지적해 주시고, 지도 편달해 주시기 바랍니다. 기꺼이 검토하고 바로잡도록 노력하겠습니다. 아무쪼록 저의 경험과 노력이 담긴 이 책이 질병의 고통에서 신음하시는 분들께 도움이 되기를 기원합니다.

대한허리튼튼연구원, 법무사 이희숙

차 례

책 머리에

목·허리 통증의 원인과 예방 및 교정 / 12
어떤 체형의 사람이 허리 병으로 고생할까? / 15
건물의 기둥과 척추는 임무 수행 방법이 전혀 다르다 / 17
허리, 걷는 자세도 중요하지만
앉아 있는 자세가 훨씬 더 중요하다 / 19
누가 허리를 튼튼하게 할 수 있을까? / 22
허리 디스크는 수술하면 낫는 것일까?
수술 후 왜 재발할까? / 24
'척추전방전위증'이란 어떤 질병인가? / 28
척추전방전위증(척추후방전위증) 환자가
운동으로 통증에서 벗어난 사례 / 32
『브리태니커 백과사전』에서 척추전방전위를 찾아보다 / 41
척추전방전위증은 수술이 필요할까? / 46
극심한 척추전방전위증 환자가
설악산 정상을 9시간 만에 등반하다 / 47
남한산성에서 평행봉을 하다 떨어지다 / 51
'척추측만증'이란 어떤 질병인가? / 55
'목 디스크'란 어떤 질병인가? / 59
무릎관절을 다치고
오대산에 오르다가 낭패당하다 / 62
어깨 통증 대처 요령 / 65

수영을 하면 허리가 튼튼해질까? / 67

치아가 아픈 이유도 중력 때문이다(?) / 71

나이가 들면 키가 작아지는 이유는 무엇일까? / 72

허리 통증의 원인이 중력이라고 확신하는 이유 / 74

진정한 가르침은
주변의 현상 파악과 자신의 경험이다 / 78

'만족(滿足)'을 아시나요? / 82

골반을 교정하는 동작 / 86

장시간 운전하거나 여행할 때 / 89

파주의 한 초등학교를 방문하다 / 93

철봉이 없는 송파의 어느 학교를 찾아가다 / 96

청소년보호과를 찾아가다 / 100

중학교 1학년 과학 교과서 저자 선생님께
교과서를 고쳐 달라고 건의하다 / 106

명절 때 음식 장만하느라 고생하는
며느리를 위한 허리 건강법 / 114

지게로 무거운 짐을 운반하는 분에게 / 117

식당 직원과의 대화 / 119

망망대해에서 고기잡이를 하는
원양어선 선원에게 / 122

검도를 하는 분에게 / 124

자녀를 체형이 날씬한 미남 미녀로 키우는 법 / 126

휠체어를 밀고 지하철 타는 남편 / 128

몸을 뒤뚱거리거나 다리가 40~50° 정도
비틀려서 걷는 분에게 / 131

외모와 허리 건강 / 134

젊은 시절, 수만 km를 걸어 다녀서
허리가 아프다는 이야기를 시청하고 나서 / 137

직립보행 때문에 허리가 아프다는
프로그램을 시청하고 나서 / 140

허리가 아프다고 우는 것은
참으로 어리석은 일이다 / 143

허리가 끊어질 것처럼 아픈데
안 아프다고 생각하면 과연 낫는 것일까? / 145

허리가 와르르 무너지는 것은 아닌지 걱정하지만
실제로 그런 일은 일어나지 않는다 / 148

그저 그렇고 그렇게 미련하게 살지 말고
유종의 미를 거둡시다 / 151

빙판길, 노인들 낙상 사고에 대하여 / 156

우울증을 퇴치하려면 / 158

집을 지을 때,
마을 사람들 모두가 나와서 집터를 다진다 / 161

〈이름 안에 무엇이 들어 있나요?〉
프로그램을 시청하고 나서 / 164

허리는 왜 평일보다 휴일에,
낮보나 밤이나 새벽에 더 아플까? / 166

이팔청춘을 막 넘긴
70이 넘은 분들이 화투 오락을 할 때 / 167
운동으로 허리를 튼튼히 하기로 결심한 분에게 / 171
허리 병에 과연 명의(名醫)가 있을까? / 174
현재 인류가 직면한 건강 등에 대한 문제 / 180
중년의 신사들,
아침에 소변이 잘 나오지 않을 경우 대처 요령 / 187
안구 건조증 대처 요령 / 188
'일체유심조'란 무엇을 의미하는 것일까? / 196
나 홀로 소송, 나 홀로 운동법 / 199
아픈 것을 참으며 죽을 때까지 기다릴 필요는 없다 / 201
평지를 사알살 걸어서는 허리를 튼튼하게 할 수 없다 / 204
강직성 척추염 환자의 운동법 / 207
김장 후 허리가 아프면 어떻게 해야 할까? / 210
비만학회를 찾아가다 / 212
오목가슴, 팔굽혀펴기 운동으로 가슴이 쫙 펴질 것 / 215
장작불은 장작이 없으면 꺼진다 / 217
'척추분리증'이란? / 220
내설악 백담사, 오세암을 다녀오다 / 222
〈좁아진 척추관, 풍선으로 넓혀 해결한다〉는
글을 읽고 나서 / 226
이제는 진실을 말해야 한다 / 229
허리가 아플 때, 이렇게 해 보세요 / 234
고대 의사들의 허리 병 치료 방법 / 236

목·허리 통증의
원인과 예방 및 교정

목·허리 통증의 원인은 나쁜 자세가 아니라 인간이 피할 수 없는 중력과 운동 부족, 잘못된 생각 때문이다

'남들은 목, 허리가 아프지 않은데 왜 나만 아파서 고통을 당하고 있을까?' 이렇게 강한 의구심을 가지고 '왜 아플까?'에 대한 원인을 알아내 나도 남들처럼 허리를 튼튼히 하겠다는 강한 의지가 필요합니다.

아득히 먼 옛날부터 무수히 많은 사과가 땅으로 떨어졌습니다. 사과뿐 아니라 배, 대추, 감 등 모든 과일 역시 땅으로 떨어졌습니다. 하늘에서 내리는 비나 눈도 땅으로 떨어지는 걸 수없이 맞으면서 살아왔지만 그것이 진정 무엇을 의미하는지 몰라서 허리 통증으로 너무나 많은 고생을 하고, 오랜 세월 고통과 불안·초조 속에서 어리석게 생활하였습니다.

저는 단언합니다. 만성적인 목·허리 병의 원인은 자신의 체중이 누르는 중력 때문이라고 말입니다.

두개골이 눌러서 목이 아프고, 상체가 누르는 중력에 의하여 허리와 무릎이 아픈 것입니다. 즉 자신의 체중이 누르는 중력에 의하여 아픈 것입니다. 이렇게 단순한 자연의 이치를 몰라서 너무나 많은 시간 고통을 당하다 보니, 오기가 생겨 제 자신의 몸을 가지고 수없이 실험을 하고 연구한 결과, 허리 통증의 원인이 중력임을 알게 되었습니다.

인간도 하나의 물체에 불과한데, 인간은 너무나 고귀한 존재라서 자신의 몸도 하나의 물체라는 생각을 하지 못하는 듯합니다. 그 결과 너무나 많은 사람들이 고생을 하는 것 같습니다.

목, 허리가 아플 때 철봉에 매달리거나 거꾸로 매달리면 단박에 통증이 사라집니다. 이것이 바로 통증의 원인이 '중력'이라는 사실을 말해 줍니다. 곧, 반중력(Anti-gravity) 상태가 되어 눌린 목·허리 뼈가 쭉 펴지기 때문이라는 사실을 스스로 저의 몸을 가지고 실험하고 공부한 결과 알게 되었습니다.

좋은 자세와 나쁜 자세가 따로 있는 것일까요? 좋은 자세나 나쁜 자세가 따로 정해져 있는 것은 아니라고 생각합니다. 가장 나쁜 자세는 고정된 자세로 의자에 오래 앉아 있는 것입니다. 그러나 현대인들은 거의 매일 사무실 의자에 앉아서 업무를 처리하고, 학생들도 하루 종일 의자에 앉아서 공부를 하기 때문에 허리 질병에 시달리게 되는 것입니다. 가장 좋은 자세는 달리기, 철봉에 매달리기, 등산할 때의 동작입니다. 이 동작이 허리에 좋은 자세라는 것은 경험을 통하여 알게 되었습니다.

가족이나 친구들과 만나 대화를 나누며 기름진 음식을 먹는 것은 참으로 즐겁고 행복합니다. 그러나 잡곡이나 야채 중심의 식사를 하고, 매일 규칙적으로 운동을 하는 것은 별로 재미가 없습니다. 많이 먹고 운동하지 않으므로 몸은 자연히 비만하게 되어 중력을 크게 받게 됩니다. 그러면 당연히 허리가 아프게 됩니다. 많은 사람들은, 나이가 들면 누구나 아프게 되는 것으로 잘못 생각하고, 또 운동하지 않기 때문에 질병으로 고통을 당하게 되는 것입니다.

나이가 들어서 신체 기능이 약해질 수 있겠지만 나이가 들었다고 해서 허리가 아픈 것은 아닙니다. 그렇다면 젊은 사람은 허리 아픈 사람이 없어야지요. 하지만 주변에서 많이 보셨듯이 디스크 등 허리 병으로 고생하는 젊은이도 많고, 반면 칠순이 훨씬 넘은 노인인데도 꼿꼿한 허리를 자랑하는 분들도 많습니다.

예방 및 교정

누구나 많이 걷고, 뛰고, 달리고, 등산하고, 철봉·평행봉에 매달리는 등 운동을 하면 자신의 체중이 누르는 중력을 이길 수 있도록 허리 주변 근육이 단련되어 통증에서 벗어나 활기차게 생활할 수 있습니다.

운동은 남이 해 줄 수도 없고, 오직 자신만이 할 수 있습니다. 운동은 매일 지속적으로 해야 합니다. 목이나 허리, 무릎이 아프다는 것은 중력이라는 자연의 현상을 모르거나 또한 알고 있다고 하더라도 운동을 하지 않아 생기는 것이므로 자랑스런 일이 아닙니다.

어떤 체형의 사람이
허리 병으로 고생할까?

골반이 비뚤어지거나 어깨 한쪽이 처진 사람

평소 고정된 자세로 의자에 오랜 시간 앉아 있어 허리 주변 근육이 약하게 되고 골반이 비뚤어지는 등 체형 변화가 생긴 사람들이 허리 병으로 고생하는 경우가 많습니다.

현대인들은 대부분 사무실에서 하루 종일 의자에 앉아 근무하기 때문에 허리 병에 쉽게 노출되어 있습니다.

골반이 비뚤어졌는지 여부를 알려면 엑스레이(X ray) 사진을 찍어 보면 알 수 있지만 목욕탕에 갔을 때 자신이 하루 종일 입었던 팬티를 보면 쉽게 알 수도 있습니다. 팬티 양쪽 끝이 평형이 되어 있으면 정상이고, 한쪽이 위로 올라가 있으면 골반이 비뚤어진 것입니다. 이것은 경험을 통해 알게 된 사실입니다. 골반은 자신이 운동으로 교정을 할 수 있습니다.

비만한 사람

평소 음식을 많이 섭취하고 운동량이 부족하면 비만하게 됩니다. 비만한 몸이 자신의 허리를 눌러 허리는 중력을 크게 받으므로 많은 부담을 느끼게 되고, 결국 허리 병으로 고생할 확률이 많습니다. 그런데 비만하면서도 별로 위험을 느끼지 못하는 사람들도 많은데, 비만은 틀림없이 건강의 위험 요소라는 것을 알아야 합니다.

건물의 기둥과 척추는
임무 수행 방법이 전혀 다르다

　대부분의 사람들은 건물의 기둥과 척추는 중요한 역할을 수행하고 있다는 의미에서 '허리는 인체의 대들보'라고 하면서 건물과 기둥을 같은 의미로 이해하고 있습니다. 그러나 건물의 기둥과 척추는 여러 가지 면에서 다릅니다. 건물의 기둥은 움직이지 않고 견고하게 버텨야 합니다. 인간의 척추도 상체를 짊어지고 버티는 면에서는 같으나 척추는 원하는 방향으로 움직이면서 임무를 수행하는 점에서 건물의 기둥과는 전혀 다릅니다.

　건물의 기둥은 부식되거나 망가지면 기둥이나 철판으로 교체하거나 용접을 하여 보강할 수 있습니다. 그러나 인간의 척추는 어긋나거나 금이 가면 건물의 기둥처럼 쇠막대를 대고 나사못을 박아 보강하면 굽혔다 폈다가 마음대로 되지 않아 허리 본래의 기능을 상실할 것입니다.

어떤 사람은 말합니다. 쇠는 오래되면 녹이 슬듯이 인간의 허리뼈도 오래되면 수술을 하여 보강해야 될 것이라고. 그러나 쇠는 스스로 움직일 수가 없지만 인간은 스스로 움직이므로 단련을 하면 되는 것입니다. 건물의 기둥과 척추는 여러 가지 면에서 전혀 다르다는 것을 이해해야 합니다.

인간이 나이가 들어감에 따라 허리가 어떻게 변화하여 가는지를 대강은 알아야 합니다. 아래 사진을 보면 자전거 타기, 등산, 달리기, 윗몸일으키기, 철봉, 평행봉을 하면 왜 허리가 튼튼해지는지 이해하실 것입니다.

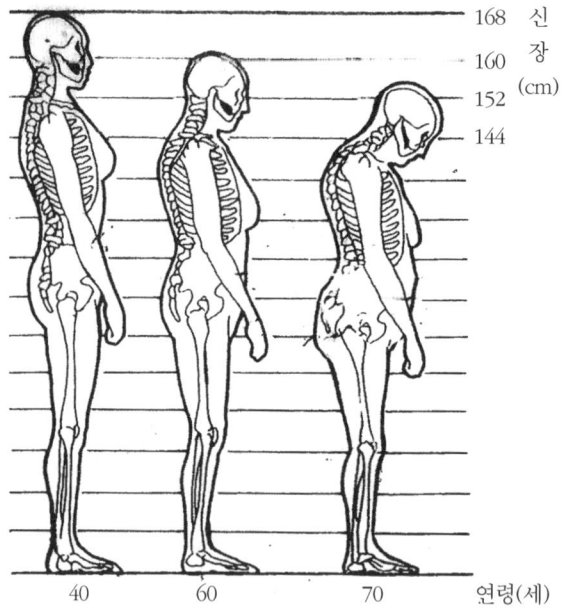

나이가 들면 중력에 의하여 키가 작아지고 체형이 변화되므로 키가 작아지지 않게 운동을 해야 한다.

허리, 걷는 자세도 중요하지만
앉아 있는 자세가 훨씬 더 중요하다

　규칙적으로 새벽에 체육관에 가서 운동을 해도 장시간 움직이지 않고 의자에 앉아 일을 할 경우에는 심장 질환에 걸릴 확률이 높으며, 허리도 나빠지게 됩니다. 이유는 움직이지 않고 의자에 오래 앉아 있게 되면 중력에 의하여 허리가 부담을 많이 받게 되어 고통을 당하기 때문입니다.

　이를 피하려면 의자에 앉아 있을 때도 가끔 무릎을 꿇고 앉아 있기도 하고, 스님들이 하는 반가부좌도 하면서 자세를 바꾸게 되면 허리가 부담을 덜 받게 되어 통증이 줄어듭니다. 무릎을 꿇고 앉아 있거나 반가부좌를 하면 골반이 비뚤어진 것도 교정이 될 것입니다.

　저는 2013년 3월 8일 서울 남부터미널에서 버스를 타고 경남 통영까지 가면서 여러 가지 자세로 앉아 보면서 저 자신의 몸을 가지고 실험을 해 보았습니다.

고등학교의『운동과 건강생활』이란 책을 보면 의자에 반듯하게 앉아 있는 자세는 좋은 자세이고, 한 다리 위에 다른 다리를 올려 놓은 자세는 나쁜 자세라고 설명되어 있습니다. 그래서 똑바로 의자에 앉아 있었더니 허리에 불편함을 느끼어 무릎을 꿇고 앉기도 하고, 또 불편하다고 느끼면 스님들이 하는 반가부좌 자세를 하고, 또 다시 까치발로 무릎 꿇고 앉는 자세, 그리고 무릎 꿇고 앉고 무릎 사이에 몸이 들어가도록 하는 자세 등으로 변화를 주면서 앉아 가니, 불편함 없이 통영까지 갈 수 있었습니다.

그날 저녁, 통영에서 하룻밤을 편안하게 자고 다음 날 다시 버스를 타고 오면서 여러 가지 자세를 취했더니, 역시 상경하는 데에도 거의 불편함이 없었습니다.

엉덩이를 의자에 바짝 밀착시키고 반듯하게 의자에 앉아 있는 자세가 좋은 자세이며, 그 상태에서 한 쪽 다리를 다른 다리 위에 올려 놓는 자세는 나쁜 자세라고 대부분 말하고 있습니다. 그러나 앉는 자세에 변화를 주어야 혈액순환이 잘 되고, 무릎을 꿇고 앉으면 허리가 반듯하게 펴진다는 것도 알게 되었습니다. 그래서 허리가 더 편안하게 됩니다. 허리가 몹시 아프다고 느껴질 때 무릎 꿇고 1분만 앉아 있으면 허리 통증이 사라지는 것을 느낄 수 있을 것입니다.

골반이 비뚤어지고, 다리가 20°, 30° 비뚤어졌는데 바르게 걷는다고 해서 바르게 걸어질 수가 있을까요? 다리가 선천적 혹은 후천적 원인이든 간에 비뚤어졌다면 윗몸일으키기 운동기구에 상체는 아래로, 하체는 위로 매달려 있으면 두 물체 간에는 직선으로 중력이 작용하기 때문에 비뚤어진 다리가 더 이상 나빠지지 않고 언젠가는 반듯하게 펴질 것입니다. 금방 바로 쉽게 펴지지는 않겠지만 본인의 노력 여하에 따라 결과는 달라질 것입니다.

'체형 변화의 원인이나 허리 통증의 원인에 대하여 여러 가지 주장을 하는 사람들이 두 물체 간에 직선으로 중력이 작용한다는 사실을 정말 모르고 있을까?' 하는 의구심이 듭니다.

많이 걷고, 철봉에 매달리고, 윗몸일으키기 운동기구에 거꾸로 매달리면 체형이 교정되어 바르게 걸을 수 있습니다.

그리고 장시간 고정된 자세로 의자에 반듯하게 앉아 있는 자세는 허리 건강에 좋지 않습니다. 바르게 앉는 자세도 중요하지만 변화를 주면서 앉아 있는 것이 훨씬 더 중요하다고 생각됩니다. 왜냐하면 자세에 변화를 주어야 혈액순환이 잘 될 것이기 때문입니다.

현대인들은 걷는 시간보다 의자에 앉아 일하는 시간이 훨씬 더 많기 때문에 변화를 주면서 의자에 앉아 있는 자세가 중요합니다.

누가 허리를 튼튼하게 할 수 있을까?

 두 손과 두 발이 있는 사람은 누구나 자신의 마음대로 허리를 아프지 않게 튼튼히 할 수 있습니다. 산에도, 들에도, 히포크라테스와 뉴턴이 살았던 집에도, 영희네 집에도 하늘에서 땅으로 비가 떨어집니다. 지구상 어디서든지 땅으로 비가 떨어지고, 떨어진 물은 차가워지면 얼고, 얼음은 뜨거워지면 녹는다는 사실을 이해한다면 누구나 허리를 튼튼히 할 수 있습니다.
 우리는 누구나 하늘에서 땅으로 비가 떨어지는 것을 봐서 알고 있습니다. 그렇다고 해서 그 결과 그 이치를 누구나 잘 알고 이해하고 있는 것은 아닙니다.
 고타마 붓다는 이렇게 말했습니다. "보고 안다는 것은 충분히 이해를 하여 확신에서 나오는 납득이다(Seeing and Knowing is confidence born out of conviction.)." 하늘에서 땅으로 비가 떨어진다는 것은 자신의 체중이 눌러서 목·허리·무릎이 아프다는 중력을 말하는 것이고, 물은 차가워지면 언다는 것은 땀 흘려 일하지 않으면 우리 몸은 차가워져서 혈관이 수축되고 근육이 뭉치게 되어 섬유근육통·오십견 등이 생기고 허리도 더 아프게 되며, 얼음은 뜨거워지면 녹는다는 것은 땀 흘려 운동이나 일을 하면 몸에 열이 나서 수축된 근육 등이 이완되어 몸이 좋아진다는 것을 의미하는 것입니다. 우리 몸은 70%가 물로 이루어져 있다는 사실을 인식하면 쉽게 이해가 될 것입니다.

처음에는 허리 통증의 원인이 무엇인지 아무리 알려고 애를 써도 알아낼 수가 없었습니다. 워낙 과학에 대한 기초 상식이 부족하여 많은 고생을 하다가 자신의 체중이 누르는 중력 때문에 허리가 아프다는 사실을 드디어 알아내고는 통증에서 벗어날 수 있었습니다.

누구든지 많이 걷고, 달리고, 철봉·평행봉에 매달리는 등의 운동을 하면 허리 주변 근육이 단련되어 허리 통증에서 벗어날 수 있습니다. 걷고, 달리고, 철봉·평행봉에 매달리는 운동을 하면 허리 병과는 영원히 이별할 수 있습니다.

허리 디스크는 수술하면 낫는 것일까?
수술 후 왜 재발할까?

허리 디스크는 수술을 하면 낫는 것일까?

디스크는 우리 몸에 꼭 필요한 물질입니다. 필요한 물질을 잘라 내는 수술을 하면 그 만큼 우리 몸은 나빠지는 것입니다. 신경을 누르는 디스크를 잘라 내면 얼마 동안은 통증을 느끼지 못해 나은 것으로 생각할 수 있지만 또다시 재발할 수 있습니다. 디스크 일부를 잘라 내도 상체가 언제나 척추를 누르기 때문입니다.

뒤에서 큰 트럭이 앞 승용차를 들이받으면 그 승용차는 범퍼로 그 앞에 있는 택시를 들이받아 결국 택시가 망가지게 됩니다. 이럴 경우 뒤에 있었던 큰 트럭이 앞 승용차를 들이받지 못하게 해야 옳은 것이지, 승용차가 택시에 부딪치는 것만 생각해서 승용차의 앞 범퍼만 떼어 낸다고 해결되는 것이 아닐 것입니다.

디스크(승용차)가 신경(범퍼)을 눌러서 허리(택시)가 아픈 것이 아니라 몸뚱어리, 즉 상체(트럭)가 허리를 눌러서 아픈 것입니다. 그런데 상체가 누르는 것은 그대로 둔 채, 직접 신경에 닿는 디스크만 계속 잘라 낸다고 허리 통증이 해결되겠습니까? 앞서 차에 비유해서 이야기했듯이 그렇게 해서는 결코 해결될 리 없습니다. 뒤에서 트럭이 밀어도 견뎌 낼 수 있는, 즉 상체가 허리를 누르는 힘을 감당할 수 있도록 허리 주변의 근육을 단련해야 되는 것입니다.

디스크는 우리 몸에 꼭 필요한 물질입니다. 잘라 내면 낼수록 우리 몸은 나빠지는 것입니다. 디스크를 침대에 비유한다면 스프링이나 마찬가지 역할을 합니다. 스프링을 제거하면 침대 본래의 효능이 상실될 것입니다.

허리 병은 수술을 하면 할수록 나빠지게 되므로 운동으로 단련을 해야 합니다. 누구나 아는 평범한 이야기인데, 누구나 아는 쉬운 것을 하지 않아 고생을 하는 것입니다.

많이 걷고, 달리고, 자전거 타고, 등산, 윗몸일으키기, 철봉·평행봉 운동으로 단련하면 허리 병과는 영원히 이별할 수 있습니다. 디스크 수술을 한다 해도 중력에 의하여 상체는 여전히 척추를 누르기 때문에 수술은 근본적인 해결책이 아닙니다.

디스크 수술을 한 후 왜 재발할까?

수년 전 어느 일간지 기사를 읽어 보니, 모 대학병원 의사 두 명이 건강보험 평가원과 함께 지난 2003년도 국내에서 척추 디스크 수술 받은 환자 1만 8950명을 추적, 관찰한 결과 이 중 재수술을 받은 환자가 13.4%인 2485명이었다고 합니다. 재수술을 받은 사람 중 다시 1년 내 절반 가량은 또 수술을 받았으며, 심지어는 수술을 받은 후 1개월 이내에 4.1%인 768명이 다시 수술을 받았다고 합니다. 이것은 무엇을 의미할까요? 척추 디스크 환자는 수술해서 완치할 수 없다는 명백한 증거가 아닐까요? 상체가 누르는 압력, 즉 중력에 의하여 척추 디스크가 발생하는 것인데, 특별한 경우를 제외하고는 수술을 한다고 해도 중력은 언제나 존재하는 자연 현상이므로 수술 그 자체만으로는 허리 통증을 완치할 수 없다고 확신합니다. 다만 수술을 하고 재발하지 않은 사람들은 운동을 하여 허리 주변 근육을 단련시켰기 때문일 것으로 생각합니다.

위 신문기사에서 연구를 주도한 모 대학병원 K 교수는 환자들이 척추 수술 후 재발에 대한 걱정을 많이 하지만 아직 이에 대한 전국 단위의 조사가 없는 실정이라며, 환자가 막연하게 걱정하는 의료 문제는 적극 분석하여 알릴 필요가 있다고 말했습니다. 그러나 척추 디스크의 원인이 무엇이며, 수술을 한 후 누구는 재발하고 누구는 재발하지 않는지에 대한 언급이 없어 참으로 아쉽습니다.

저 개인적인 생각으로는 제 몸을 가지고 수없이 실험하고 공부한 결과 허리 디스크 재발 여부는 수술을 받은 후 걷기, 달리기, 등산, 자전거 타기, 윗몸일으키기, 철봉, 평행봉 등의 운동을 하여 허리 주변 근육을 단련시킨 사람과 그렇지 않은 사람에 따라 다른 것으로 보입니다. 분명히 디스크 수술 후 열심히 운동한 사람은 재발하지 않았을 것입니다.

제 주위에 척추 디스크 수술을 하여 완치된 사람이 있는지 살펴보았습니다. 강남의 어느 여고에서 영어교사로 근무하다가 정년 퇴직을 한 분이 척추 디스크 수술을 받고 완치되었다고 하였습니다. 그래서 저는 척추 디스크는 수술을 받는다고 해도 하늘에서 땅으로 비가 떨어지는 곳에서는 상체가 누르는 중력은 언제나 존재하므로 수술 자체만으로는 허리가 튼튼해질 수 없고 수술을 받고 난 후 허리 주변 근육을 단련시키는 운동을 꾸준히 해야 한다고 하였습니다. 그랬더니, 자신은 강남의 유명 병원에서 수술을 받고, 의사의 권유로 꾸준히 등산하여 허리 병이 재발하지 않아 편하게 지낸다고 하였습니다.

또 한 분은 수술을 받은 후 의사가 일정 시간이 지나면 걱정하지 말고 활동을 하라고 하였다고 합니다. 그래서 아무 걱정을 하지 않고 열심히 일했더니 아프지 않아 70이 넘은 나이에도 산업 현장에서 일하고 있다고 했습니다.

이분들에게 허리 병이 재발하지 않은 이유는 열심히 움직여 활동하여 허리 주변 근육이 단련되었기 때문이라고 생각합니다.

'척추전방전위증'이란 어떤 질병인가?

척추전방전위증이 발생하는 원인

'척추전방전위'란, 척추뼈가 정렬에서 이탈하여 앞으로 밀려난 상태를 말하며, 뒤로 밀려나면 '척추후방전위'라고 합니다.

이 병은 다른 허리 병이나 마찬가지로 자신의 체중이 누르는 압력, 즉 '중력'에 의하여 발생합니다. 인간은 나이가 들어감에 따라 뼈가 약해지고 운동 부족으로 허리 주변 근육이 약해집니다. 그래서 상체가 누르는 중력을 감당하지 못하여 척추뼈가 앞으로 밀려나서 생기는 증상을 '척추전방전위', 척추뼈가 뒤로 밀려나서 생기는 증상을 '척추후방전위'라고 말합니다.

척추전방전위증이 왜 생기는지 궁금하여 『브리태니커 백과사전』을 찾아보았더니, 다음과 같이 적혀 있었습니다. "위에서 척추뼈를 누르는 압력에 의하여 척추뼈가 어긋남을 조장한다(Pressure transmitted to the vertebral column from above encourages slippage.)."

척추뼈가 밀려나니 척추관도 좁아져 자연스럽게 척추관 협착증도 생기게 되는 것으로 알고 있습니다.

척추전방전위증·척추관 협착증 예방 및 교정하는 운동

척추전방전위증과 척추관 협착증은 둘 다 자신의 체중이 눌러서 발생한 것이므로 철봉에 매달리거나 거꾸로 매달려 눌린 허리뼈를 펴 주면 됩니다. 다른 허리 병과 마찬가지로 많이 걷기, 달리기, 윗몸일으키기, 등산, 자전거 타기, 철봉, 평행봉 등의 운동을 하면 큰 걱정 없이 보통 사람처럼 지낼 수 있습니다. 자신의 체중이 눌러서 아픈 것인데, 그 사실을 모르고 한탄만 하고 스스로 알아내려고 노력하지 않은 것이 잘못이었습니다.

30여 년 전에 한 친구가 허리 아파서 신촌의 어느 병원에 입원하여 문병을 간 일이 있었습니다. 그때 본 기억이 나는데, 친구는 누워 있고 친구의 발에 무거운 추를 달아 놓은 것을 보았습니다. 눌린 허리뼈를 펴 주는 동작으로 생각합니다. 허리 병의 원인이 중력이라는 것을 깨닫고 나니 이해가 되었습니다. 중력이라는 자연 현상을 이해하지 못하였을 때는 왜 그렇게 하는지 몰랐습니다. 그런 사실을 모르고 고생을 하다니, 모든 것이 내 탓이었습니다.

다시 한번 제가 체험한 중력을 쉽게 설명하겠습니다. 두 물체 간에는 직선으로 중력이 작용합니다. 초등학교 다닐 때 청군, 백군으로 나뉘어 줄다리기를 한 경험이 있을 것입니다. 양쪽에서 밧줄을 힘껏 잡아당기므로 밧줄은 어긋남 없이 팽팽하게 일직선으로 됩니다. 모든 물체 간에는 이처럼 직선으로 중력이 작용합니다. 철봉에 매달리면 어긋난 척추뼈가 중력에 의하여 제자리로 들어가게 됩니다. 그러므로 제 경험으로는 많이 걷고, 달리고, 철봉에 매달리면 허리 근육을 튼튼히 하여 자신의 체중이 누르는 중력을 이길 수 있는 힘이 생기게 됩니다. 그래서 허리 병은 얼마든지 예방 및 교정이 된다고 생각합니다.

필자는 왜 척추전방전위증·척추관 협착증·척추분리증이 발생하였을까?

모든 것은 내 탓이었습니다. 20여 년 전 공직을 그만두고 법무사를 하면서 처음 하는 일이어서 토요일·일요일도 나와서 의자에 앉아 하루 종일 일을 하였고, 등산을 하는 등의 운동량은 부족하였습니다. 의자에 오래 앉아서 일을 하는 자세가 우리 건강에 가장 좋지 않은 자세입니다. 척추분리증은 평행봉을 하다가 떨어진 적이 몇 번 있었는데, 그것이 원인인 것 같았습니다. 지금은 사무실 한쪽 구석에 '거꾸리'를 설치해 두고 매 시간마다 2~3분씩 매달리는 운동을 하므로 아무런 걱정 없이 일을 하고 있습니다. 저의 병은 허리 운동 부족으로 인하여 발생하였고, 중력이라는 자연 현상을 제대로 보지 못하고 이해하지 못하여 발생한 것이었습니다. 모든 것은 내 탓이었습니다.

척추전방전위증 환자가 금해야 할 운동

척추전방전위증은 허리뼈가 앞으로 밀려나서 생긴 질병이므로 허리뼈가 앞으로 밀려나는 동작을 하면 안 됩니다. 아치 자세, 활 자세, 상체를 뒤로 젖히는 동작 등 배가 앞으로 밀려나게 하는 동작은 금해야 합니다. 공원에 가면 폐타이어를 묻어 둔 곳이 있는데, 그 위에 등을 대고 누우면 절대 안 됩니다.

척추후방전위증이 있거나 아니면 강직성 척추염 증세가 있는 사람은 폐타이어 위에 누워 있기만 해도 교정에 도움 되는 좋은 운동기구입니다마는 척추전방전위증이 있는 사람은 반드시 금해야 합니다. 이유는 그런 동작을 하면 배가 앞으로 밀려나므로 허리뼈도 자연히 앞으로 밀려나 척추전방전위증을 급격히 악화시키기 때문입니다.

척추전방전위증이 있는 사람은 철봉이나 평행봉에 매달리거나 앞으로 상체를 숙이는 동작, 즉 자전거 타기 · 등산 등이 좋습니다. 위와 같은 동작은 앞으로 밀려난 허리뼈를 제자리로 들어가게 하는 동작입니다. 운동을 한 후 맨 마지막에는 반드시 철봉에 매달리는 것이 좋습니다.

척추전방전위증이 있는지 어떻게 알 수 있을까?

방사선과(영상의학과)에 가서 엑스레이(X-ray) 사진만 찍으면 몇 mm가 어긋나 있는지 단박에 알 수 있습니다. 병원에 가서 사진을 찍을 경우 몇 mm가 어긋나 있는지 꼭 확인하고 진단서를 받아 보세요.

척추전방전위증(척추후방전위증) 환자가 운동으로 통증에서 벗어난 사례

사례 1(필자 자신)

저는 자나 깨나 '어떻게 하면 척추전방전위 증세를 교정하여 남들처럼 활기차게 활동할 수 있을까?' 오직 이 생각만 가지고 수십 년간을 살아왔습니다.

모든 것은 인과 관계라는 것을 알았습니다. 허리가 아픈 이유는 머리와 몸통, 즉 상체가 척추를 누르는 압력, 곧 '중력'에 의한 것임을 이해하게 되었습니다. 그리하여 반중력 상태를 만들어 주고 상체가 누르는 중력을 감당할 수 있도록 허리 주변 근육을 단련하면 된다는 것을 드디어 알아냈습니다.

이것을 알아내기 위하여 불교대학원에 다닐 때는 한 시간 수업을 마치고 쉬는 시간에는 동료들과 커피도 한잔 같이 마시지 않고, 빈 교실이 있으면 그곳에서 누워 있다가 수업을 하고, 빈 교실이 없을 때에는 통로에 누워 휴식을 취하기도 하였습니다.

통로에 누워 있을 때는, 오히려 죄를 짓고 구치소에 수감되어 있는 사람이 부럽게 느껴질 정도였습니다. 죄를 지은 자는 때가 되면 출소하여 자유스럽게 살 수 있지만 나는 도대체 언제까지 이런 절망스러운 생활을 해야 할지 참으로 암담한 시간을 보냈습니다.

중력 때문에 허리가 아프다는 사실을 알고 나서는 주말이면 설악산, 치악산, 오대산 등을 산행하며 등산을 하면 허리가 왜 좋아지는지 알게 되었습니다.

'척추전방전위증'은 글자 그대로 허리뼈가 정렬에서 벗어나 앞으로 밀려난 상태를 말합니다. 앞으로 밀려났으므로 경사진 곳을 등산하게 되면 상체를 숙이고 산행을 하게 되니 자연적으로 교정이 되는 것입니다. 상체를 숙일 경우 앞으로 밀려난 뼈가 뒤로, 즉 제자리로 들어가게 되는 것입니다.

우리 속담에 "목마른 자가 샘을 판다."고 하였습니다. 아픈 사람은 자신의 몸을 통해 24시간 실험해 볼 수 있으므로 아픈 이유를 그 누구보다 잘 알 수 있을 것입니다. 허리가 아픈 이유는 알고 보니 '중력', 너무나 간단한 것이었습니다.

2011년 10월 9일 남한산성 '허리 튼튼 체험 현장'에서 후배들 앞에서 너무나 자신만만한 자세로 서둘러 평행봉을 하다가 떨어졌습니다. 2일 후에 사진을 찍어 보니 이상이 없어 안심하였습니다. 2012년 11월 1일 발차기를 하다가 발을 다쳐 사진을 찍으면서 허리도 찍어 보았더니, 14mm에서 12mm로 교정이 되었음을 확인하였습니다. 그런데 지난번 남한산성에서 평행봉을 하다가 떨어진 부위

제11번 흉추체 전상부 30%가 짜부라졌다는 것이었습니다. 그러면서 의사는 통증이 얼마나 심하였느냐고 위로 반 의문 반 물었습니다만 저는 중력을 알고 있으므로 걱정할 것이 없다고 하였습니다.

사례 2

5~6년 전 어느 날, 서초동의 한 공원에서 후배와 함께 철봉과 평행봉을 하고 있었습니다. B 회사에 다니는 K 후배가 철봉하는 모습을 보니, 아주 짧은 시간 얼굴이 부자연스러운 상태를 보이는 것 같아 후배에게 약 3~4mm 정도 척추전방전위 증세가 있는 것 같다고 하였습니다. 그랬더니 그는 얼마 전 어느 병원에서 사진을 찍었는데 의사가 그런 말을 하지 않았다면서 척추전방전위증이 있으면 왜 말을 하지 않았겠느냐고 반문하였습니다. 그래서 의사가 써 준 진단서를 읽어 보았느냐고 물으니, 진단서는 받았지만 읽어 보아도 모를 것 같아 읽지도 않고 다른 선배 의사에게 갖다 주었다고 하였습니다.

저는 걱정이 되어 그 후배를 만날 때마다 사진을 찍어서 가져오라고 했지만 그때마다 저는 오히려 이상한 사람이 되고 말았습니다. 아무래도 K 후배는 척추전방전위증이 있는 것 같아 한번 속는 셈치고 사진을 찍어보라고 하였더니, K 후배는 대뜸 "선배님, 정신 차리세요. 선배님이 S 의대를 나왔습니까, Y 의대를 나왔습니까? 누가 선배님 말을 듣겠습니까?" 하는 것이었습니다. 저는 수학 교사만이 수학 문제를 풀 수가 있는 것이 아니고 영어 선생님도, 국어 선생님도 때로는 수학 선생님이 풀지 못하는 문제를 풀 수가 있다며 설득했지만 막무가내였습니다.

저는 척추전방전위증이 있는 사람의 증상을 생각해 보았습니다. 문득 생각이 났습니다. 그래서 K 후배에게, 후배는 젊으니까 주말에 맥주 몇 병 마시고 부인과 잔치를 벌이고 나면 일요일 아침에 일어날 때 순간적으로 허리를 바늘로 찌르는 것처럼 따끔한 증상을 느끼느냐고 물으니, 그렇다는 것이었습니다. 그런 증상은 척추전방전위증이 있을 때 나타나는 현상이니 꼭 사진을 찍어 보라고 하였습니다. 며칠 후 후배가 사진과 진단서를 가지고 왔는데, 공교롭게도 3~4mm 척추전방전위증이 있었습니다.

저는 K 후배와 함께 금요일 퇴근 후에는 차를 몰고 가평이나 춘천으로 가 여관에서 함께 자면서 척추전방전위증이 왜 생기며, 어떻게 해야 척추전방전위증으로부터 탈출할 수 있을지 설명하고, 함께 실험해 보았습니다.

등산을 하고 나면 철봉과 평행봉을 하고 척추전방전위증 교정 자세 등을 함께해 보면서 인간이 왜 병에 걸리는지 밤새워 토론도 하곤 하였습니다.

1년여 동안 주말이면 함께 운동을 하다시피 하다가 2008년 8월 14~15일에는 자신감을 가지고 지리산 등산을 하였습니다. 첫날은 4시간을 등산하고 비가 오는 날은 산에서 야영하며, 다음 날은 10시간을 등산하고 내려왔습니다. 척추전방전위증이 어떤 질병인지, 어떻게 하면 단련할 수 있는지 자신감이 생겨 하루에 10시간을 등산해도 두려움이 전혀 없었습니다.

저는 후배에게 붓다의 제행무상(諸行無常), 제법무아(諸法無我), 웅무 소주 이생기심, 자등명이 무엇인지를 우리는 몸소 체험하였다고 하며 자신감을 갖게 되었습니다.

  14일 저녁 지리산에서 야영을 하는데, 그날은 비가 조금씩 내렸습니다. 그럼에도 불구하고 전국 각지에서 친구끼리 또는 가족끼리 많은 사람들이 밤새워 계속하여 산행하는 것을 목격하였습니다. 그동안 나 자신이 너무나 게으르게 살아온 것을 알게 되었습니다.

  K 후배는 척추가 3~4mm 어긋나 있기 때문에 아무런 불편 없이 지내고 있습니다. 그러나 저는 14mm가 어긋나 있기 때문에 13시간 정도 비행기 타는 것이 힘들 것 같아 아직은 남아프리카공화국을 가고 싶어도 가지 못하는 불편함이 있는 것이 사실입니다.

  K 후배는, 직장의 후배가 허리 아픈 데 좋아졌느냐며 병원에 가서 사진을 찍어보자고 하여 전에 다니던 병원에 가서 사진을 찍어보았다고 합니다. 의사는 그간 잘 관리하였다고 하여 자신이 이 병원에 언제 처음 왔으며, 언제부터 척추전방전위증으로 3~4mm가 어긋나 있었느냐고 물었다고 합니다. 의사는 차트를 보니 5년 전 병원에 처음 왔을 때부터 3~4mm가 어긋나 있었다고 하였답니다.

  대부분의 사람들은 자신은 진단서를 보아도 모른다고 생각하고는 의사가 한글로 기재한 진단서도 안 읽어 보는 것이 현실입니다.

  몸이 약한 사람도 꾸준하게 운동을 하면 강해집니다. 누구나 많이 걷고, 등산, 윗몸일으키기, 자전거 타기, 철봉 매달리기 등으로 얼마든지 튼튼하게 변화시킬 수 있습니다.

사례 3

  2012년 봄, 지방에서 온 한 아주머니는 식당에서 직원으로 일을 하는데, 척추전방전위증으로 고생하다가 최근에는 식당 일도 못하게 되어 쉬고 있다고 하였습니다. 병원에 가서 검사를 했더니, 척추전방전위증이라고 하였다며 수술할 경우 수술비가 800만 원이 들어간다고 해서 수술비 걱정에, 또 수술해도 재발할 수 있다고 해서 걱정이 이만저만 아니었습니다.

척추전방전위증이 어떤 질병이냐고 물으니, 자신은 허리가 아픈 것 외에는 모른다고 하였습니다. 제가 척추전방전위증은 허리뼈가 앞으로 밀려난 상태를 말하며 앞으로 밀려난 허리뼈가 뒤로 들어가게 해 주면 된다고 설명했습니다. 사과가 땅으로 떨어지는 원리와 어떻게 하면 교정이 되는지를 설명해 드리고, 중력을 직접 체험을 해 드렸더니, 너무나 안심이 된다고 하면서 행복한 모습으로 가시는 것을 보고 제 자신이 행복함을 느꼈습니다.

지방에서 온 아주머니는 자신의 키에서 110을 뺀 정도의 체중보다 훨씬 더 많이 나가게 보였습니다. 체중을 줄이라고 하면 어렵다는 생각을 먼저 합니다. 그래서 체중을 줄이라는 말을 하지 않습니다. 대신 직장에서 퇴근 시 집에 도착하기 한 정거장이나 두 정거장 미리 내려서 30분 내지 1시간을 걸으라고 알려 드립니다. 그러면 체중도 줄어들고, 걸으니 다리가 튼튼해져 복근이 강화되어 저절로 허리 통증에서 벗어날 수가 있습니다. 결혼식장에 다녀올 때도 음식을 많이 먹었으므로 집에 도착하기 두 정거장쯤에서 미리 내려 1시간 정도 집까지 걷는다면 허리 건강에 아주 좋습니다.

한편 이 아주머니는 지금쯤 얼마나 좋아졌는지 궁금하여 문자를 보냈더니, 운동을 해서 허리가 아프지 않게 되어 일을 할 수 있다며 너무나 고맙고 은혜에 감사드린다고 답문자가 왔습니다.

사례 4

어느 날 공원에서 한 선배님을 만났는데, 어깨를 쳐다보니 한쪽으로 많이 기울어져 있어 순간적으로 척추전방전위증으로 고생하고 있다는 것을 단박에 알 수가 있었습니다. 그런데 허리를 뒤로 힘껏 젖히면서 운동을 하는 것이었습니다.

제가 놀라면서 선배님의 몸을 뒤에서 쳐다보니 어깨 균형이 맞지 않아 척추전방전위증이 분명했습니다. 허리를 뒤로 젖히면 척추전방전위증이 더 악화되는데, 왜 허리를 뒤로 젖히느냐고 물어보았습니다. 그랬더니 어떤 분이 쓴 책을 읽어 보니 허리를 뒤로 젖히면 허리가 튼튼해진다고 해서 그런 동작을 취한다고 하였습니다. 그런 동작을 하면 허리가 더 아프니까 하지 말라고 하였습니다. 척추전방전위증은 허리뼈가 앞으로 밀려난 상태를 말한다, 허리가 아픈 것은 상체와 머리가 눌러서 아픈 것이다, 허리를 튼튼히 하는 것은 걷고 달리고 매달리면 되는 것이라고 하였습니다.

며칠 후에 만났더니 허리를 뒤로 젖히지 않으니까 허리가 더 이상 아프지 않다고 하였습니다. 철봉에 매달리면 척추전방전위증이 교정되는 이치를 설명해 드렸습니다. 그리고 시간이 날 때마다 사무실에서 아무도 없을 때에는 책상 위에 누워서 발을 들었다 내렸다 하는 동작을 하라며 알려 주었습니다. 척추전방전위 증세가 없는 사람도 허리를 뒤로 젖혔으면 반드시 반대 동작, 즉 앞으로 숙이는 동작을 해 주어야 한쪽으로 치우치지 않습니다.

그 선배님은 가끔 철봉에 매달리면서 헬스 클럽에서 운동을 하니 더 이상 허리는 아프지 않다고 하였습니다.

사례 5

'척추후방전위'란, 허리뼈가 뒤로 밀려난 상태를 말하는 것으로, 결국은 척추전방전위나 같은 맥락에서 이해하시면 됩니다.

어느 날 후배 여러 명이 저의 사무실에 와서 식사를 하고 공원에서 커피를 한잔 마시는데, 후배 한 명의 얼굴이 피곤한 듯하여 물어보았습니다. 그랬더니 허리가 아프다고 하여 척추전방전위냐 척추후방전위냐고 물으니, 놀란 표정을 지으며 척추후방전위라고 하여 척추후방전위는 척추전방전위보다 더 간단하게 교정할 수 있다고 하였습니다.

요가를 하면서 사용하는 일명 '쿠룬타'라는 기구가 있는데, 쿠룬타를 하면 척추후방전위증은 바로 교정이 된다고 하면서 제 쿠룬타를 양도하였습니다. 쿠룬타는 척추후방전위로 고생하는 사람들에게 해당하는 기구인데, 저는 잘 모르고 어떤 사람이 알려 주는 대로 척추전방전위증인데도 쿠룬타를 이용한 운동을 하여 급격히 척추전방전위 증세가 악화되었습니다. (강직성 척추염 환자에게도 좋습니다.)

이 후배는 쿠룬타를 이용하면 어떤 이유로 척추후방전위증이 좋아지는지를 알려 주었기 때문에 건강이 회복된 것으로 알고 있습니다. 그러나 평소에 많이 걷고, 등산, 자전거 타기, 윗몸일으키기 등으로 복근을 단련하고 꾸준한 운동을 해야 합니다. 운동을 하여 일시적으로 호전되었다고 해서 운동하지 않으면 다시 아프게 될 것입니다.

쿠룬타에 등을 대고 누우면 척추가 앞으로 밀려나기 때문에 뒤로 밀려나서 생긴 척추후방전위증은 교정이 됩니다. 공원이나 뒷동산에 가면 폐타이어를 비치해 둔 곳이 있는데, 이것은 척추후방전위증 환자와 강직성 척추염 환자에게는 도움이 되지만 척추전방전위증 환자는 절대로 해서는 안 됩니다.

처음에는 폐타이어 위에 누워 있으면 등이 시원하여 좋은 느낌이 듭니다. 그러나 이런 동작을 한 후에는 반드시 반대 동작을 해 주어야만 하며, 그렇지 않을 경우에는 부작용이 심합니다. 폐타이어 위에 누워 있으면 어째서 몸이 시원해지는 것인지 그 이치를 알기 전까지는 폐타이어에 눕는 동작은 자제하는 것이 좋습니다.

척추전방전위증 환자는 다른 사람에 비하여 척추관 협착증이 더 빨리 발병할 염려가 있습니다. 그러므로 많이 걷고, 달리고, 자전거 타기, 등산, 윗몸일으키기, 철봉, 평행봉으로 단련하여 허리 주변 근육을 튼튼히 해야만 합니다.

『브리태티커 백과사전』에서 척추전방전위를 찾아보다

'척추전방전위'에 대하여 『브리태니커 백과사전』에는 아래와 같이 적혀 있습니다.

척추전방전위는 척추의 베이스를 이루고 있는 삼각골, 즉 천골 그 밑을 받쳐 주고 있는 등뼈상에 있는 등뼈의 한 개가 앞으로 밀려나온 것을 말한다. 가장 흔한 척추의 고통은 요추 부위이다. 퇴행성 관절 질병 또는 척수를 둘러싸고 있는 척추의 비정상 상태에 그 원인이 있다. 윗쪽에서 척추로 가해지는 압력이 어긋남을 조장한다. 어린 시절부터 이런 어긋남 현상이 잠행적으로 발달되어 훗날 경·중증 요통이 오게 된다. 휴식, 허리지지대, 항염 치료 등으로 대부분 증상을 다스릴 수 있다. 그러나 척추신경에 대한 압박이 과도하여 운동 마비 상태라면 정형외과적 수술 방법이 필요할 것이다.

Spondylolisthesis, forward slipping of one of the vertebrae on the subjacent vertebra or on the sacrum, the triangular bone at the base of the spinal column. The most common vertebrae involved are the lumbar(lower back). The condition is often associated with degenerative joint disease or with abnormalities of the vertebral column, which surrounds the spinal cord. Pressure transmitted to the vertebral column from above encourages slippage. Deformity(lordosis) develops insidiously during childhood and is later followed by mild to severe backache. Rest, back support, and anti-inflammatory medications control the symptoms in most cases, but orthopedic surgery may be necessary, especially if pressure on spinal nerves causes disability.

저는 이 사전의 내용을 보고 몇 가지 요청 사항이 있어서 아래와 같이 출판사 사장님께 편지를 썼습니다.

존경하는 사장님께
척추전방전위에 대하여 재검토를 바랍니다.
위 내용 중에 척추를 위에서 누르는 압력에 의하여 허리뼈가 앞으로 밀려난 것은 제가 20여 년간 제 몸을 가지고 실험을 하고 연구한 결과 맞습니다. 그러나 어린 시절 뼈가 앞으로 밀려난 것이 나이가 들어 그 증상이 나타났다고 하는 것은 동의하지 않습니다.
앞으로 밀려난 원인은 사람이 나이가 들어감에 따라 운동 부족으로 인해 허리를 둘러싸고 있는 주변의 근육이 약해져서 몸통이 누르는 압력을 감당하지 못하기 때문입니다. 이를 치료하는 방법은 압력으로 인하여 허리뼈가 앞으로 밀려났으므로 철봉·평행봉에 매달려 눌린 허리뼈를 펴 주면 되는 것입니다. 철봉에 매달리면 중력에 의하여 앞으로 밀려난 허리뼈는 제자리로 들어갑니다.

근본적인 치료는 몸통이 누르는 압력을 감당할 수 있을 만큼 많이 걷고, 등산·자전거 타기·윗몸일으키기·철봉·평행봉 등 운동으로 허리 주변 근육을 단련하는 것입니다. 저는 그렇게 한 결과 한번에 10시간 이상 등산을 하며 지내고 있습니다.

위와 같은 사실은 제가 10여 년간 제 몸을 가지고 실험하고 공부하여 알게 된 것입니다. 저는 의사가 아닙니다. 다만 경험을 통하여 알게 되었습니다.

휴식이나 허리 지지대, 항염 치료, 수술 등으로는 근본적인 치료가 될 수 없습니다. 수술은 허리뼈에 쇠막대를 대고 못을 박는 것입니다. 기둥은 움직이지 않으므로 철판을 대고 못을 박아도 되지만 허리는 굽혔다 폈다 하는 굴신운동을 해야 하므로 쇠막대를 대고 못을 박으면 굴신이 되지 않아 허리 본래의 기능을 상실할 것으로 생각됩니다. 철저한 분석과 검증을 통하여 재검토하여 주시기 바랍니다.

Dear President,

Please, review about the spondylolisisthesis.

I wish to offer to comments on the definition and description of spondylolisthesis in the dictionary. I agree to that "Pressure transmitted to the vertebral column from above encourages slippage."

This can be proved by my experience and research with my body for the past 10 years. However, I do not agree to that "Deformity(lordosis) develops insidiously during childhood and is later followed by mild to severe backache."

I believe that deformity(lordosis) is formed due to weakness of waste muscles because of not sufficient exercise, resulting that the vertebrae is forwardly slipped by the pressure of the upper body.

The only method of treatment of the deformity is to remove the pressure so as to make the vertebrae be in a straight position by hanging the body down reversely on a fixed horizontal bar, the splilled vertebrae will resume the original position by gravity of the body.

The fundamental treatment of the the deformity is to harden the waist muscles so as to cope with the pressure of the upper body by an exercise such as mountain-climbing, bicycling, sit up, horizontal bar exercise, parallel bars, etc.

I have deformity of 13 mm, but I have overcome all the difficulties by exercise such as mountain-climbing, bicycling, sit-up, horizontal bar exercise, parallel bars, etc. I can enjoy mountain-climbing for about 10 hours at once. I have exercised for about 10 years. Although I am not a medical doctor, I realized that my health can be improved by only exercise.

I believe that rest, back support, anti-inflammatory medications, and orthopepedic surgery cannot guarantee perfect health regarding the deformity. In case of use of a steel support in the bone, flexion-extension of waist is impossible.

I wish you review my comments above through thorough analysis and verification.

Best regards.

척추전방전위증은 수술이 필요할까?

　　인터넷이나 홍보 책자를 보면 대부분의 경우 척추전방전위증은 80% 정도가 수술을 해야 된다고 주장합니다. 그런데 왜 척추전방전위증이 발생하는지 직접적인 원인은 말하지 않고 증세만 설명하는 경우가 많습니다.
　　허리가 아픈 것은 자신의 체중이 누르는 중력에 의하여 아프게 된다는 것을 저는 체험을 통하여 알게 되었습니다. 그러므로 저는 척추전방전위증도 다른 허리 통증과 마찬가지로 많이 걷고 철봉에 매달리면 앞으로 어긋난 허리뼈가 제자리로 들어가 자연스럽게 교정되므로 얼마든지 운동으로 극복할 수 있다는 것을 체험하였습니다. 저는 척추가 13mm가 어긋나 있으나 현재 설악산 등을 마음대로 등산하고 있습니다.
　　허리뼈에 쇠막대를 대고 나사못을 박아 고정시키면 움직이는 허리뼈를 못 움직이게 하므로 완벽한 치료는 아닙니다. 그러므로 운동으로 단련하는 것이 좋을 것으로 생각합니다.

극심한 척추전방전위증 환자가 설악산 정상을 9시간 만에 등반하다

새벽 4시, 후배와 함께 오색을 향하여 서초동을 출발하다

2013년 5월 18일 새벽 4시, 승용차를 직접 운전하여 서초동을 출발, 오색에 새벽 6시 25분에 도착하였습니다. 아침 식사를 한 후 7시 24분에 오색 매표소를 출발, 대청봉을 향하여 후배와 함께 산행을 시작하였습니다. 약간 걱정이 되기는 하였지만 묵묵히 걸어 올라갔습니다. 여느 때와 마찬가지로 앞서가는 분들을 대부분 추월하면서 갔습니다.

대청봉 오르는 길에 가족과 함께
대청봉을 넘어오는 81세 가량의 할머니를 만나다

2시간 정도 등반 중에 대청봉에서 오색 방향으로 어떤 할머니와 그의 아들, 손자로 보이는 4~5명의 일행이 하산하고 있었습니다. 한 등산객이 그 할머니에게 나이를 물으니 81세라고 하였습니다. 대단하다고 생각하였으며, 저는 부끄러운 생각이 들었습니다. 저도 지난날 그 할머니처럼 설악산을 등산하였다면 허리가 아파서 고생하는 일은 없었을 터인데, 게으르게 살았다고 생각하고는 자주 등산하기로 하였습니다.

그 할머니를 오전 10시 전에 만났는데 어디서 출발하여 왔을까 생각해 보니, 아마도 봉정암에서 주무시고 새벽 일찍 출발한 것 같았습니다. 그 할머니는 불교의 가르침 "제행무상 제법무아, 하늘에 떠 있는 보름달은 누구나 볼 수 있다(Everyone can see the full moon in the sky.)."는 가르침을 알고 있는 것 같아 존경스러운 마음이 들었습니다.

저는 현재 척추전방전위증으로 13mm가 어긋나 있는, 진단서상으로는 엄청난 허리 병 중환자이지만 위 불교의 가르침에서 힌트를 얻어 몸을 단련하면 된다는 것을 알고 있습니다. 그래서 저는 진단서는 어디까지나 참고만 할 뿐 남이 작성한 진단서에 나를 가두어 묶어 놓고 어리석게 살지는 않습니다. 물론 하늘에 떠 있는 보름달은 누구나 볼 수 있다는 가르침을 알기 전에는 진단서에 나 자신을 묶어 두고 그에 따라 울고 웃으며 어리석게 살아온 것이 사실입니다.

대청봉 정상의 풍경

입산 금지가 해제된 지 며칠이 안 되어 그런지 대청봉 정상에는 사진을 찍으려고 많은 등산객들이 줄을 서서 기다리고 있었습니다. 저도 30분 정도 줄을 서서 기다리다가 사진을 찍었습니다. 정상에는 아직도 나무들이 새싹이 돋아나지 않아 겨울처럼 황량하게 느껴졌습니다. 그러나 오랜만에 정상을 밟으니 행복한 기분이었습니다.

척추전방전위증 환자가 등산을 하면 앞으로 미끄러진 허리가 정상적인 자리로 들어가게 되므로 허리가 편안해지고 단련이 됩니다. 그런데 어떤 사람은 허리 약한 사람은 등산하지 말고 평지를 살살 걸으라고 합니다. 평지를 살살 걸으면 어떤 이치로 허리가 튼튼하게 되는지, 등산을 하면 왜 나쁜지에 대하여 여쭈어 보세요. 아마 그분은 허리가 아파 본 경험이 없는 것으로 생각됩니다. 물론 개인차가 너무나 심하니 뭐라고 말할 수는 없으나 무척 약한 사람은 우선 평지를 걷기 시작하여 조금 단련시킨 후부터 등산을 하면 될 것입니다.

서울, 밤 11시 55분에 도착하다

대청봉 정상에서 한계령으로 하산하였습니다. 한계령 탐방 센터에 오후 4시 16분에 도착, 9시간에 걸친 설악산 등산을 아주 즐겁게 마쳤습니다. 서울로 오다가 홍천에서 저녁 식사를 했는데, 길이 너무 막혀 서울에 도착하니 밤 11시 55분이었습니다.

만약 10년 전, 수술을 받았다면 설악산에 등산할 수 있었을까?

강남의 어떤 의사가 척추전방전위증은 아무리 잘 관리한다 하더라도 결국은 수술을 할 수밖에 없을 것이라고 하였습니다. 만약 당시 제가 수술을 받았다면 설악산을 9시간씩 등산할 수 있었을까 의문이 갑니다. 제가 몸이 하나 더 있다면 수술을 받고 등산을 해 보면 좋았으련만 그렇게 해 보지 못하는 것이 아쉽습니다.

만약 척추전방전위증, 척추측만증, 강직성 척추염증 환자로서 나사못으로 고정하는 수술을 받고 설악산 대청봉을 등산한 사람이 있다면 저와 함께 설악산 대청봉을 등산하면 어떨까요?

허리는 우리 체중이 누르는 중력에 의하여 아픈 것입니다. 중력을 이길 수 있도록 걷고, 달리고, 철봉·평행봉에 매달리고, 등산을 하면 허리는 저절로 튼튼해집니다. 어떤 사람은 등산을 하면 허리가 정말로 튼튼해지느냐고 못 미더워 묻기도 합니다. 의심이 가면 본인이 직접 실험정신을 가지고 등산해 보면 되는 것입니다.

남한산성에서 평행봉을 하다 떨어지다

    2011년 10월 9일, 후배들과 함께 남한산성을 등산하고 하산길에 '허리 튼튼 체험 현장'이라고 이름 붙인 현장에서 후배들에게 인간이 중력으로 인하여 허리가 아픈 것이라고 설명한 후, 반중력 상태를 만들어 주는 최적의 운동은 철봉·평행봉이라고 말한 후 자신만만하게 평행봉을 급히 하다가 떨어진 적이 있었습니다. 참으로 난감하였습니다.

    2분 정도 지난 것 같은데, 허리가 아프지를 아니하여 혹시 어디가 잘못되어 마비가 된 것은 아닌가 하는 생각이 순간적으로 들기도 하였고, 창피하다는 생각이 들기도 하고, 그 짧은 순간 만감이 교차하였습니다. 그런데 조금 있으니까 엉덩이부터 아프기 시작하여 '참으로 다행이다.'라고 생각하면서 몹시 아프기는 하였지만 다시 일어나 평행봉을 하였습니다.

후배들은 깜짝 놀라면서 병원 갈 생각은 않고 또다시 운동을 하다니, 운동을 하지 말고 병원에 가자고 하였으나 나는 중력의 이치를 알고 있으니 병원에 갈 필요는 없다며 며칠 지나면 된다고 하면서 함께 식당에 가서 식사를 하였습니다.

한 후배가 식당에서 말하길 "원숭이도 나무에서 떨어질 때가 있다."고 하는 것은 오늘 같은 경우를 두고 하는 말이라며 다만 지금 아프지 않더라도 혹시 모르니까 댁으로 돌아가서 조금이라도 이상이 있으면 병원에 가야 된다고 말하였습니다.

그러나 저는 집에 와서 가족에게 평행봉에서 떨어졌다는 말은 못하고 이틀 후에 병원에 갔습니다. 병원에 가서 사진을 찍어 보았는데 이상이 없다고 하였습니다.

약 1년이 지난 2012년 11월 1일, 발차기를 하다가 발을 다쳐 발 사진을 찍으면서 허리가 어떤 상태인지 사진을 찍어 보니, 놀랍게도 척추전방전위증세는 14mm에서 12mm로 교정이 조금 되었고, 다만 2011년 10월 9일 평행봉에서 떨어진 일로 인하여 "제11번 흉추체 압박골절로 짜부라짐(전상부 30%). 1년 전(2011.10.9 평행봉에서 떨어져)"이라는 진단서를 받아 보았습니다. 의사 선생님은 그 동안 통증이 없었느냐고 물어 하루에도 여러 번 철봉과 평행봉에 매달리고 복근 단련 운동을 하기 때문에 저는 11번 흉추체 전상부가 30%나 짜부라진 사실을 모르고 있었다고 하였더니, 별난 사람이라고 생각을 하는 것 같았습니다. 11번 흉추체가 짜부라졌으므로 철봉에 매달리거나 거꾸로 매달려 펴 주면 되는 것입니다.

〈강연 100℃〉 김 연사(의사)님께

　청운의 꿈을 품고 의사가 되기 위해 공부하다가 정형외과 레지던트 1년 차에서 불의의 추락사고를 당하여 척추가 마비되었지만, 이에 굴하지 않고 또다시 공부하여 재활의학과 의사가 되어 휠체어를 타고 환자를 진료하는 모습에 큰 감명을 받았습니다.
　저도 평생 허리가 아파서 고생을 하다가 스스로 자신의 몸을 가지고 실험하고 공부하여 허리 통증의 원인이 무엇인지를 알아내기 위하여 바벨 봉에서 일부러 떨어져 보기도 하고, 실수로 평행봉을 하다가 떨어지기도 하였습니다마는 그때마다 압박골절로 인한 통증이나 마비는 스스로 다스릴 수 있다는 자신감을 갖게 되었습니다.
　그 이유는 하늘에서 땅으로 비가 떨어지는 중력이라고 하는 간단한 자연의 이치를 몰라서 고생했던 이 어리석은 사람의 생각으로는 김 연사도 노력을 하면 얼마든지 남들처럼 걸어 다닐 수 있을 것이라고 생각합니다.
　연사님께서는 정형외과 과정을 이수하였으므로 잘 알고 있을 것입니다. 저는 척추전방전위로 13mm가 어긋나 있는 상태이므로 척추관 협착증, 디스크 증상도 어느 정도인지 짐작이 갈 것입니다. 저도 지난날 7mm 정도 어긋나 있을 때, 강남의 어느 정형외과 의사를 찾아갔더니 자신이 도와줄 것이 하나도 없다고 하여 얼마나 절망의 나날을 보냈는지 모릅니다. 그러나 세상에 안 생겨난 셈치고 나 자신의 몸을 가지고 수없이 실험하고 공부하여 통증의 원인이 중력임을 알아냈습니다. 반중력 상태를 만들어 주고 상체가 누르는 중력을 감당할 수 있도록 몸을 운동으로 단련시키면 될 것으로 생각하고 노력한 결과, 지금은 오히려 아프지 않은 제 친구들은 감히 엄두도 내지 못하는 설악산을 종주도 하며 지내고 있습니다.
　해 보지도 않고 안 된다고 한다면 올바른 자세는 아닐 것입니다. 저는 연사님께서 꾸준한 운동으로 단련하여 정상으로 회복되어 힘차게 마라톤도 하며 달리고 있다는 기사를 접할 날을 고대하겠습니다. 건투를 빕니다.

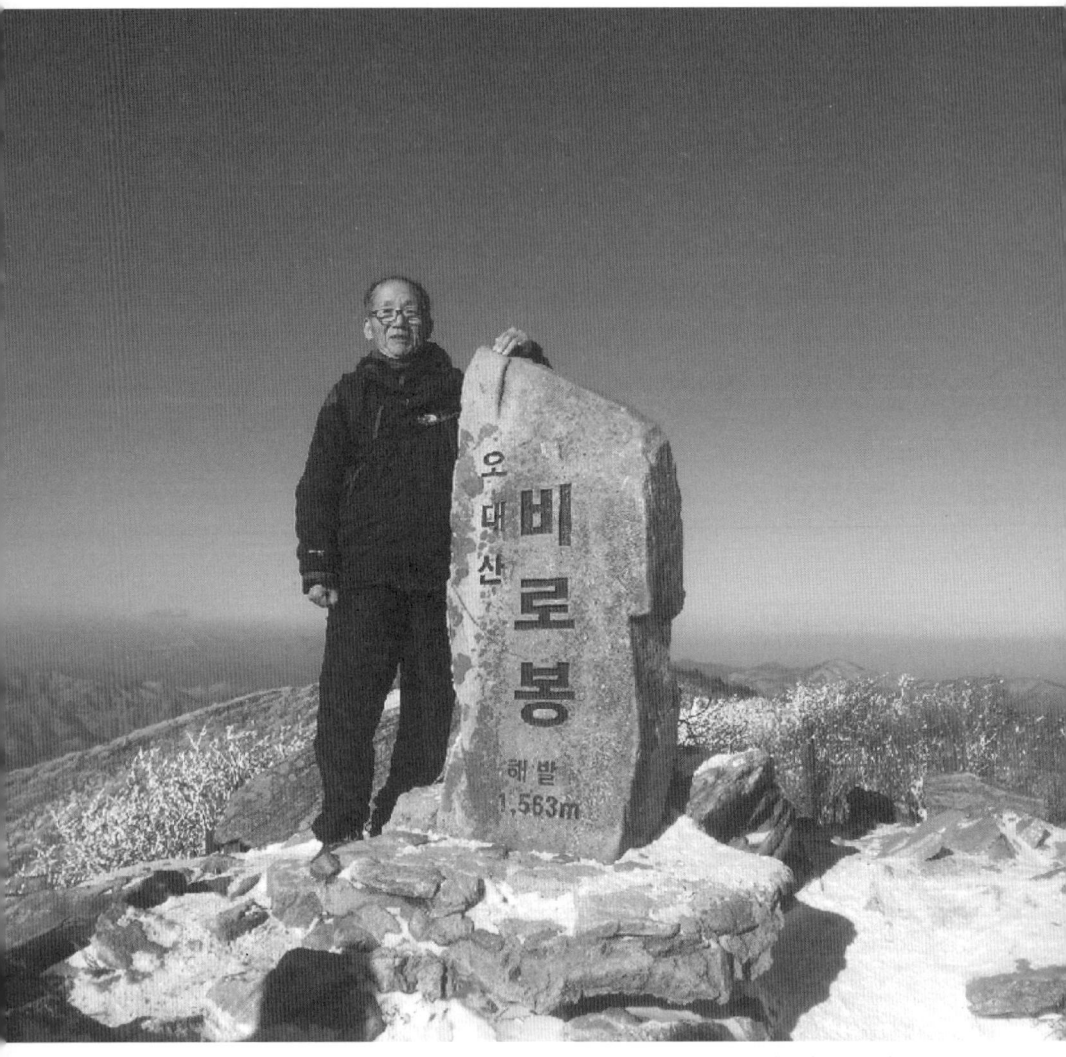

필자는 척추전방전위증으로 허리뼈가 13mm가 어긋나 있기는 하지만 걷기와 철봉 및 평행봉으로 매일 꾸준히 운동하여 지금은 고통 없이 일상생활은 물론 설악산과 오대산 등을 자유롭게 등반한다.

'척추측만증'이란 어떤 질병인가?

자신의 체중이 누르는 중력 때문이다

척추측만증은 척추뼈가 정상적으로 발달되지 않고, 좌우 옆으로 휘어진 상태로 성장하는 것을 말합니다. 요즘 자녀들이 영양분을 많이 섭취하여 빨리 성장하게 되고, 의자에 앉아 공부하는 시간은 많은데 운동량은 부족하여 척추 주변 근육이 약해져 자신의 체중이 누르는 중력을 감당하지 못해 척추뼈가 휘어진 상태로 성장하는 것으로 생각합니다.

예방 및 교정

누구나 자신의 체중이 누르는 중력을 받고 있는데, 왜 누구는 척추뼈가 옆으로 휘어지고, 누구는 정상적으로 발달할까요? 정상적으로 발달하는 사람은 평소의 운동으로 허리 주변 근육이 발달되어 있는 사람이고, 휘어진 사람은 자신의 체중이 누르는 중력을 이길 만큼 허리 주변 근육이 단련되지 않았기 때문일 것입니다.

예방으로는 의자에 장시간 고정 자세로 앉아 있는 것을 피하고, 걷기·달리기·윗몸일으키기·철봉과 평행봉에 매달리기 등의 운동으로 단련하면 예방 및 교정이 될 것입니다. 장시간 매달리기는 힘들 것이므로 윗몸일으키기 운동기구에 상체는 아래로, 하체는 위로 매달리는 동작을 자주 하면 교정이 될 것입니다. 단, 한 번 휘어진 척추뼈가 교정되려면 참을성을 가지고 꾸준히 운동해야 합니다.

어떤 분은 수영을 하면 척추측만증을 예방 및 교정할 수 있다고 주장하는데, 수영은 전신운동으로 건강에는 좋으나 철봉에 매달리거나 윗몸일으키기 기구에 매달리는 것보다는 효과가 적습니다.

얼마 전 어느 일간지 신문기사 내용 중, 학생들의 책가방이 자기 체중의 10분의 1을 초과하면 척추측만증에 걸릴 위험이 높다는 기사를 본 일이 있습니다. 이에 동의합니다. 여학생이 남학생보다 척추측만증에 많이 걸리는 이유는 아마도 여학생들은 남학생들에 비해 활동량이 적기 때문에 허리 주변 근육이 덜 발달돼서가 아닐까 생각됩니다.

어떤 분은 책가방의 무게와 척추측만증과는 아무런 관계가 없다고 주장하는데, 동의하기가 어렵습니다. 책가방 무게가 5kg이라고 하면 약간 힘들겠지만 10kg이라고 하면 몸의 균형이 어긋나지 않을까요? 저는 신문기사의 내용이 옳다고 생각합니다.

체육 선생님께

자라나는 청소년들에게 건강하고 튼튼한 몸을 가질 수 있도록 지도하시느라 밤낮으로 고생하시는 체육 선생님께 고개 숙여 감사의 마음을 전합니다.

사회 생활에서 성공적인 삶을 살기 위해서는 갖추어야 할 것이 여러 가지가 있겠지만 그 중에서도 건강한 신체가 무엇보다도 중요하다는 것은 누구나 다 알고 있을 것입니다. 건강한 신체를 유지하려면 청소년기부터 매일 꾸준한 운동으로 단련해야 하는데, 작금의 현실은 운동은 필수가 아닌 선택으로 전락되어 해도 그만 안 해도 그만인 것으로 잘못 인식되어 있습니다.

특히 청소년기에 가장 영향을 많이 끼치고 있는 학교의 교육 방향이 암기 공부 위주로 편향되어 있고, 운동은 방치된 상태라고 할 정도로 교육 당국의 정책 순위에서 밀려나 있어, 청소년들의 건강 상태가 우려할 만한 수준인 바, 이러한 상황은 머지않은 장래에 우리 민족에게 커다란 재앙으로 다가올 것이라고 확신합니다.

머지않은 장래에 이러한 국가적 재난 같은 사태를 방지하기 위해서는 체육 선생님의 역할이 그 어느 때보다도 중요하다고 생각합니다. 그래서 저는 체육 선생님께서 우리나라 미래를 짊어지고 나아갈 청소년들을 동량으로 훈육하고 감독하는 데 참고할 몇 가지만을 건의 드리고자 합니다,

첫째로, 비록 국가의 교육정책이 입시 위주인 관계로 체육 과목이 홀대를 받고 있지만 그러면 그럴수록 체육 선생님들께서는 더욱더 적극적으로 일찍 출근하여 학생들이 등교 시 교실로 들어가기 전에 단 10초라도 철봉에 매달리고 난 후 입실하도록 하고, 수업을 마치고 하교 시에도 정문 앞에서 체육 선생님께서 직접 철봉에 매달려 단 10초라도 직접 시범을 보이며 학생들에게 철봉 매달리기 운동을 권장한다면 가장 좋은 산 교육이 될 것입니다.

그러기 위해서는 먼저, 운동장의 한쪽 구석 음산한 곳에 설치된 상태로 방

치되어 있거나 순차적인 높이로 설치되지 않아 학생들이 매달리기 힘들 정도인 철봉과 평행봉을 등하교 시 누구나 부담 없이 이용할 수 있도록 교문 양 옆에 설치해야 할 것입니다.

둘째로, 이렇게 교문 양옆에 설치된 철봉과 평행봉을 체육 선생님들이 먼저 솔선수범하여 이용해야 한다는 것입니다. 많은 시간도 아니고 단지 1분 정도의 시범을 보여 주시고, 철봉이나 평행봉에 매달리거나 거꾸로 매달리는 동작(일명 박쥐자세)을 하면 두개골이 눌러서 생기는 목 디스크 및 허리 질병을 예방할 수 있고, 특히 요즘 청소년들에게 만연하는 척추측만증을 아주 간단히 교정할 수 있는 원리에 대해 중력의 법칙을 활용하여 설명해 준다면 많은 학생들이 호응을 할 것이라 생각합니다.

셋째로, 체육 선생님들에게서 철봉과 평행봉을 배운 학생들이 집에 돌아가서 허리 질병으로 고생하는 부모님이나 이웃들에게 허리 질병은 철봉이나 평행봉으로 아주 간단하게 교정될 수 있다는 사실을 전해 달라고 교육하는 것입니다. 더불어 허리 통증의 가장 큰 원인 중의 하나가 자신의 체중이 누르는 중력이므로 철봉이나 평행봉에 매달리면 눌린 허리뼈가 쭉 펴지게 되어 단박에 상쾌해질 수 있으며, 자신의 체중이 누르는 중력을 이길 수 있도록 많이 걷고 달리고 매달리면 허리 질병은 의외로 아주 간단히 해결된다는 것을 알려 주는 것입니다. 그렇게 되면 이 땅에는 허리 질병으로 고생하는 사람이 없어질 것이고, 의료비 부담 걱정이 경감되어 살기 좋은 가정, 명랑한 사회가 될 것입니다.

위와 같은 이유로 이제는 체육 선생님이 나서야 할 때입니다. 더 이상 침묵을 지키고 책임을 회피해서는 안 됩니다. 체육 선생님만이 자라나는 청소년들에게 직접 시범을 보이고 지도할 수 있습니다. 선생님한테 배운 학생이 집에 가서 부모님으로 하여금 운동으로 허리를 튼튼하게 단련하도록 한다면, 이 나라는 더 이상 허리 질병으로 인해 신음하거나 병원을 전전하는 그런 모습을 보이지 않는 살기 좋은 나라가 될 것입니다.

'목 디스크'란 어떤 질병인가?

'목 디스크'란, 한마디로 정의하면 목이 아픈 병입니다. 저도 지난날 목 디스크로 엄청난 고생을 하였습니다. 글로 표현하기 어려울 정도로 고통이 심한 결과 이러다가는 정신병자가 되는 것은 아닌가 할 정도로 몹시 아프고 불안하기만 하였습니다.

그러면 이와 같이 인간을 약하게 만드는 목 디스크의 원인은 무엇일까요? 그 답은 의외로 간단합니다. 바로 두개골(머리)이 누르는 중력에 의하여 생기는 것입니다. 저는 목 디스크의 원인을 알기 위해 제 몸을 가지고 스스로 수없이 많은 실험을 하고 공부한 결과, 목이 아픈 것도 두개골이 눌러서 아픈 것이라는 아주 지극히 간단한 사실을 왜 여태까지 몰랐을까 하는 참담한 마음에 그저 부끄러울 뿐입니다.

허리 통증의 원인은 직립보행이 원인이 아니라 자신의 체중이 누르는 중력 때문이라는 것도 알았습니다. 짐승은 네 발로 기어 다니고 인간은 두 발로 직립보행을 하므로 인간이 중력을 두 배로 더 받기 때문에 허리 주변 근육을 단련시켜 자신의 체중이 누르는 중력을 이길 수 있는 힘을 기르면 되는 것입니다. 많이 걷고, 달리고, 윗몸일으키기, 등산, 자전거 타기, 철봉, 평행봉 등의 운동으로 허리를 마음대로 튼튼하게 할 수 있다는 것도 알았습니다.

허리가 아플 때 철봉에 매달리면 눌린 허리뼈가 쭉 펴지면서 허리 통증이 완화됩니다. 그러나 목은 철봉에 매달려도 눌린 것이 펴지지 않습니다. 거꾸로 매달려야 눌린 목이 펴지면서 통증이 사라지게 됩니다.

물론 처음부터 거꾸로 매달리기를 바로 하기는 어려움이 있을 것입니다. 먼저 공원이나 학교 운동장에 가면 45° 정도 기울어진 운동기구에 다리를 위로, 상체는 아래로 기울게 매달리기만 해도 목 통증이 어느 정도 사라집니다. 특히 그 상태에서 윗몸일으키기를 하면 더욱더 효과적으로 목과 허리를 튼튼하게 단련시킬 수 있습니다. 이 운동이 어느 정도 숙달되면 철봉에 거꾸로 매달리는 운동을 하면 될 것입니다.

얼마 전 TV의 어떤 프로그램을 시청했는데, 어떤 분이 목 디스크 수술을 받고 난 후에 108배 절 수련을 하여 목 디스크 고통에서 완전히 벗어났다고 말하는 것을 본 일이 있습니다. 고개를 숙여 절을 한다는 것은 고개를 숙이면서 앉았다가 다시 일어서는 동작을 108번 반복하는 것이므로 눌린 목 뼈를 펴 주는 동작을 108번 하는 운동이기도 합니다. 두개골이 누르는 중력 상태를 목을 숙여 반중력(Anti-gravity) 상태로 만들어 주는 동작이므로 결국은 두개골이 눌러서 아픈 목을 아프지 않게 해 주는 동작입니다.

중력 때문에 인간의 몸은 고통을 당하고 있으니, 그 원리를 이용하여 운동을 하면 쉽게 고통에서 벗어날 수 있습니다. 그런 의미에서 TV 프로그램에서 절을 하면 왜 목 디스크의 통증이 사라지는지 원리를 설명하지 않아 조금은 아쉬웠습니다.

제 경험으로 볼 때 목 디스크는 허리 디스크보다는 훨씬 쉽게 고통에서 벗어날 수 있습니다. 저는 지금도 계속하여 버스를 5~6시간 정도 타면 허리가 뻐근한 것을 느끼지만 목은 아프다는 걸 느껴 보지 못했습니다. 고통은 허리 디스크보다 목 디스크가 훨씬 심했지만 노력만 하면 교정은 목 디스크 쪽이 훨씬 쉽습니다.

일상 생활에서 간단하게 할 수 있는 '거꾸로 매달리기' 운동을 하면 목 디스크는 병도 아니라는 사실을 체험적으로 알게 되었습니다. 운동은 거창한 것이 아닙니다. 일상에서 시간 날 때마다 틈틈이 해 주면 건강한 생활을 유지할 수 있습니다.

반평생을 목·허리·무릎 통증으로 활기찬 삶을 살지 못하고, 불안·초조·공포 속에서 고통스럽게 살다가 스스로 내 몸을 통해 통증의 원인이 자신의 체중이 누르는 중력에 의하여 발생한다는 것을 깨닫게 되어 통증을 치유하여 고통에서 해방되었습니다.

무릎관절을 다치고
오대산에 오르다가 낭패당하다

척추전방전위, 디스크 등의 증세가 있는 사람이지만 원인은 중력 때문이라는 사실을 깨달아 이제는 설악산 등산도 가능하기에, 어느 날 마라톤을 하고 싶은 생각이 났습니다.

2011년 7월 초부터 매일 아침저녁으로 1시간 가량을 걷기도 하고 뛰기도 하는 운동을 시작하였습니다. 마라톤을 오래 한 후배에게 물었더니, 혼자 하지 말고 마라톤 클럽에 가입해 지도를 받으라고 하였습니다. 그러나 저는 워낙 초보자이므로 혼자 2개월 가량 운동을 하고 난 후 가입하기로 하고는 우선 나름대로 운동하였습니다.

마라톤을 한 지 한 달 정도가 지난 어느 날, 약간의 무좀 증상이 생겨 가렵기에 그날 저녁은 슬리퍼를 신고 한 시간 가량 뛰었습니다. 운동을 마치고 쉬고 있는데, 오른쪽 무릎에 약간의 통증이 느껴졌습니다. 마침 다음 날은 처와 오대산을 등산하기로 한 날이었습니다. 저는 무릎이 약간 아파서 2일쯤 지난 후에 등산을 하면 어떨지 물었더니, 아내는 이왕이면 정한 날에 다녀오자고 하여 다음 날 차를 직접 운전하고 오대산 상원사 주차장까지 갔습니다.

등산을 하면서 약간 불안했지만 힘들면 중간에 내려오기로 하였습니다. 긴 장마 끝 맑은 날씨여서 그런지 산행이 너무나 상쾌하여 그만 정상까지 올라갔습니다. 그런데 정상까지 올라간 기쁨보다는 하산을 생각하니 너무나 걱정이었습니다. 고통을 참으면서 하산하는데, 오른쪽 무릎이 너무나 아파서 저녁만 먹고 바로 서울로 돌아왔습니다.

다음 날 병원에 갔더니 무슨 힘줄 2개에 염증이 생겼고, 연골이 많이 닳아 없어졌다고 했습니다. 그래서 주사를 맞고 약을 먹으며 며칠을 지냈습니다. 병원에서는 힘들어도 참으라고 하면서 약을 그만 먹으라고 했으며, 10일 정도면 회복된다고 하였으나 너무나 긴 시간 고생을 하였습니다.

하도 걷기가 힘들어서 이럴 때는 어떻게 무릎을 단련시켜서 걸어 다닐 수 있을까를 생각해 보았습니다. 두 발로 걸어다니면 무릎이 상체의 하중을 모두 감당해야 하니, 시간이 날 때마다 뒷동산에서 곰처럼 네 발로 걸으면 무릎 통증을 느끼지 않으면서 단련시킬 것 같다는 생각이 들었습니다. 그래서 네 발로 자주 걷고, 자전거를 타면서 무릎을 단련시켰습니다.

얼마 후, 흙길로 되어 있는 강원도 홍천 수타사가 있는 공작산을 등산하였더니, 무릎에 아무런 통증을 느끼지 않고 산행할 수 있었습니다. 무릎이 불편한 경우에는 충격이 적은 흙이 많은 산을 등산하는 것이 좋다는 것도 경험하였습니다.

무릎을 다치고 나서 1주일 정도는 통증으로 엄청난 고생을 하였습니다. 저는 무릎이 아픈 원인도 중력이라는 사실을 알았으므로 단련을 시키면 된다고 생각하고는 스스로 해결할 수 있다고 믿어 큰 걱정은 하지 않았습니다. 그러나 중력이라는 자연 현상을 이해하지 못하는 사람은 수술을 할 수도 있겠구나 하는 생각이 들었습니다.

전문가들은 무릎 연골이 닳아 없어지는 '퇴행성 관절염'에 대하여 어떻게 설명하고 있는지 알아보기 위하여 찾아보았습니다. 다음은 『의사는 수술 받지 않는다』의 저자 김현정 전문의가 쓴 책에서 인용한 것입니다.

예를 들어 무릎에 퇴행성 관절염이 있다고 하자, 연골이 닳아 없어지는 병이다. 닳는 동안 아프다. 연골이 닳으면 그 아래로 '연골하골'이라고 불리는 생뼈가 노출된다. 열골하골에는 신경세포 말단이 분포하고 있어서 움직일 때마다 서로 마찰을 하면 어찌 안 아프겠는가. 또한 떨어져 나온 연골 부스러기들을 없애려고 관절을 둘러싼 활액낭 세포들은 관절 안으로 물을 뿜고 염증 반응을 일으킨다. 무릎이 붓고 열도 나고 아파지고. 하지만 실은 이 모두가 우리 몸의 자기방어 기제이며 스스로를 고쳐 나가는 지정작용이다. 연골이 벗겨져 나간 자리에는 시간이 지나면서 주위에서 섬유 조직이 자라 들어와 메우기도 하고, 연골하골에 미네랄이 모이면서 단단하게 변해서 연골 역할을 대신해 나아가도록 적응하게 된다. 그러면 엑스레이에서는 '헉' 소리 나는 심한 퇴행성 관절염을 보이더라도 실제 환자는 별로 아프지도 않고 별다른 증세도 없는 단계에 이른다. 자연은 우리가 다 살아가도록 방법을 마련해 놓았다.

어깨 통증 대처 요령

　한때 저는 마라톤을 한다고 슬리퍼를 신고 뛰다가 무릎을 다쳐 고생을 한 적이 있었습니다. 그래서 무릎을 강화하는 운동을 한답시고 네 발로 시멘트로 되어 있는 딱딱한 바닥을 기어 다니면서 운동을 하기도 하였습니다. 이렇게 하니까 무릎은 좋아졌습니다. 그런데 팔 운동을 별로 하지 않다가 갑자기 딱딱한 바닥을 두 팔로 짚으면서 기어 다니다 보니 어깨가 아파서 몹시 힘들었습니다.

　위의 사례에서 보듯이 어깨가 아프다고 움직이지 않으면 더 아프게 됩니다. 따라서 적당한 방법으로 어깨를 강화하는 운동을 해 주이야 됩니다. 그러면 어깨를 풀어 주는 가장 좋은 운동은 어떤 것이 있을까요?

　우선 가장 쉽게 할 수 있는 운동은 무릎을 꿇고 팔굽혀펴기를 하는 방법입니다. 위의 운동은 어깨 근육에 무리를 주지 않으면서 어깨 근육을 풀어 주어 궁극적으로 어깨가 단련되는 운동입니다.

또 다른 방법은 의자에 앉아 있으면서, 또는 무릎 꿇고 앉아서 군대에서 했던 일명 '피티 체조'를 응용한 운동 방법입니다. 발은 움직이지 않고 두 팔을 들어 올렸다 내렸다 하는 동작입니다. 이 동작도 어깨에는 아주 좋은 운동입니다. 물론 두 다리도 뛰면서 하면 전신 운동이되므로 더 좋을 것으로 생각되나 어깨가 불편한 경우에는 우선 두 팔을 양옆으로 벌렸다가 머리 위에서 마주치게 하는 피티 체조로 어깨를 풀어 주면 머지않아 정상적으로 회복되는 것을 체험할 것입니다.

평행봉을 할 때도 팔굽혀펴기를 몇 번 하고 나서 하면 더 수월합니다. 결국 어깨가 아프다고 사용하지 않으면 어깨 근육이 굳어져서 오히려 더 좋지 않은 결과가 초래될 것입니다. 그렇게 심하지 않은 적당한 운동으로 단련을 해야 합니다.

수영을 하면 허리가 튼튼해질까?

왜 허리가 아픈지를 몰라서 어떻게 하면 허리를 고칠 수 있을까 고민하던 중에 누군가가 수영을 하면 좋아진다고 하여 10여 년 전 어느 해 여름, 수영을 열심히 배우기로 하였습니다. 과천 어느 수영장에서 수영을 꽤 배웠는데도 도대체 허리가 좋아지는 것을 느낄 수가 없었습니다. 당시 수영 강사는 평형을 잘하는 분이어서 저에게 평형을 주로 지도해 주었습니다. 그런데 나중에 제가 허리 통증의 원인을 알고 나니, 평형은 저와 같은 척추전방전위증 환자에게는 오히려 더 안 좋은 운동이라는 것을 알게 되었습니다.

자신의 체중이 누르는 중력에 의하여 목, 허리, 무릎이 아픈 것인데 엎드리거나 누워서 하는 수영이 허리 통증을 직접적으로 해소하기는 어려울 것입니다. 물론 수영은 전신운동이므로 심장·폐 등 모든 신체 부위가 좋아지겠지만, 수영으로 단기간에 허리 통증을 완화시킬 수 없다는 것은 명백한 사실입니다.

수영선수들은 기초 체력을 단련하기 위하여 기구운동을 많이 하는 것으로 알고 있습니다. 기초 체력을 단련하는 운동은 자신의 몸이 누르는 중력을 이길 수 있는 힘을 기르는 운동이기도 합니다.

만약 어떤 사람이 수영을 하면 허리가 튼튼해진다고 하며 수영을 권유한다면, 수영을 하면 어떤 이치로 허리가 좋아지는지, 그분은 수영을 얼마나 해 보았는지, 실제로 허리가 아파 본 경험이 있는지 반문해 보십시요. 그리고 허리 통증의 원인도 문의해 보세요. 왜 허리가 아픈지도 모르면서 수영이 좋다고 하는 사람은 허리가 아파 본 경험이 없는 사람일 것이라 생각됩니다.

10여 년 전쯤 저의 사무실에 어떤 젊은 아주머니가 이혼을 하겠다고 상담을 온 일이 있었습니다. 이혼을 하려고 하는 이유가 무엇이냐고 물어보았습니다. 아주머니는 허리가 아파서 병원에 갔는데, 자신을 진료한 의사가 수영을 해야 허리가 좋아진다고 하여 남편에게 수영을 배우겠다고 했더니, 남편이 집안 형편상 수영을 할 수 없으니 다른 운동을 해 보라고 하였답니다. 너무나 기가 막혀 그런 남편하고는 살 수 없다며 자신의 주장이 정당하다는 태도였습니다.

제가 그분에게, 의사한테 왜 허리가 아픈지 원인에 대해 들었냐고 물었더니, 의사는 그런 말은 없고 수영을 해야 허리가 아프지 않다고 해서 수영을 해야만 되는 것으로 알고 있다고 하였습니다. 저도 수영을 하면 좋아지는 것으로 알고 수영을 해 보았으나 허리는 좋아지지 않는 것 같다고 하며, 다른 병원에도 가서 진찰을 받아보고, 수영을 제외한 다른 운동 등이 있는지도 알아보라고 하였습니다.

가정 형편상 수영 배우기가 어렵다고 하였다는 남편의 말 한마디가 이혼 사유는 될 수 없으니 남편과 의논하여 쉽게 할 수 있는 운동을 생각해 보라고 하였더니, 화를 내면서 간 일이 있었습니다.

당시 저는 한때 몸이 약했지만 그 후 아주 건강하게 지내는 선배에게 수영이 허리에 좋은 운동이냐고 물었습니다. 그 선배는 몸이 약하여 5년 동안이나 수영을 했지만 자신의 생각처럼 효과가 만족스럽지는 않았다고 합니다. 그래서 방법을 바꾸어 '조깅'을 했는데, 이후 아주 건강이 좋아졌다고 하였습니다.

달리기는 상체를 앞으로 약간 숙이게 되는 운동이므로 척추전방전위증과 같은 질병에는 아주 유용한 운동이라 할 수 있습니다.

자신의 체중이 누르는 중력에 의하여 목·허리·무릎이 아픈 것인데, 수영 같은 한 가지 운동만으로 어떻게 허리가 좋아질까요? 물론 수영이 전신운동이므로 건강한 사람이 하면 더욱 건강해질 것으로는 생각됩니다. 그러나 허리가 아픈 사람은 우선 걷기, 달리기, 등산, 자전거 타기, 윗몸일으키기, 철봉, 평행봉으로 단련을 해야 허리병에서 쉽게 벗어날 수 있습니다.

얼마 전 어느 TV 프로그램을 시청했는데, 82세 아주머니와 40대·30대·16세 남자 3명 해서 모두 4명이 수영장에서 누가 마지막까지 오래 머무는지 경기하는 것을 보았습니다. 40대와 30대가 제일 먼저 탈락하고, 그 다음에 82세 아주머니가 탈락했으며, 맨 마지막까지 남아서 승리한 사람은 16세 소년이었습니다.

그런데 82세 아주머니는 수영장에서 나오자마자 "아이구, 허리야." 하면서 힘든 듯이 몸을 뒤뚱거리며 걸어갔습니다. 무엇을 의미하는지 생각하여 보시기 바랍니다.

처음에 걷기조차 힘든 사람은 수영장에서 걸으면 부력에 의하여 걷기가 수월해지므로 수영장에서 운동해서 어느 정도 단련되면 그 다음에는 운동장에서 걷기 등의 운동을 하는 것이 좋을 것입니다.

치아가 아픈 이유도
중력 때문이다(?)

　아주 오래 전 젊은 시절에 아래쪽 어금니 옆에 사랑니가 있었는데 이를 뺐습니다(발치). 그러고 나서 5~6년 정도 지난 후에 발치한 사랑니 바로 위에 있는 이가 약을 먹어도 아파서 치과에 갔습니다. 치과 의사가 말하기를, 아랫니를 뺐기 때문에 윗니를 받쳐 주지 못해 중력에 의해 윗니가 아래로 내려가게 된다고 하여 발치하였습니다. 저는 그 당시 치과의사가 '중력'이라는 말을 했지만 그냥 지나쳐 버렸습니다. 그때를 생각하면 후회스럽습니다.

　제가 지난 연말에 어떤 모임에서 위와 같은 말을 했더니 참석한 어느 분이 말씀하셨습니다. "인간이 만물의 영장이 된 것도 중력 때문이다. 두개골이 누르는 중력 때문에 입이 많이 벌어져서 언어를 자유롭게 구사하여 만물의 영장이 되었다."고 어느 치과의사가 말한 것을 신문에서 읽었다고 하였습니다.

　천체 물리학자인 스티븐 호킹 박사도 우주의 모든 현상은 중력에 의하여 변화한다고 하였습니다.

나이가 들면
키가 작아지는
이유는 무엇일까?

　사람은 나이가 들면 대부분 키가 작아집니다. 그리고 사람들은 키가 작아져도 나이가 들면 피할 수 없는 자연스러운 현상으로 생각하고 별로 신경을 쓰지 않는 경우가 많습니다.
　그러나 나이가 들어 키가 작아지면 문제가 생깁니다. 나이가 들어 키가 작아지는 것은 체중이 누르는 중력에 의한 것이며, 키가 작아지면 허리뼈가 신경을 눌러서 허리가 아프게 되는 등의 질병이 발생합니다. 그러므로 키가 작아지지 않도록 잘 관리해야 합니다.
　키가 작아지지 않도록 하기 위해서는 수시로 철봉에 매달려서 자신의 몸무게에 눌린 목뼈, 허리뼈 등을 쭉 펴 주어야 합니다. 그리고 뼈를 튼튼하게 하여 골다공증 등에 걸리지 않도록 해야 합니다. 많이 걷고, 달리고, 육류 중심의 식사나 짠 음식을 피하고 잡곡과 야채 중심의 식사를 하면 좋습니다.
　주변에서 걸음을 제대로 걷지 못하고 뒤뚱거리며 힘겹게 걸어가는 사람, 그리고 중풍 등으로 자신도 고생하고 자식들까지 고생시켜 자식들끼리 싸우게 만드는 사람을 종종 볼 수 있습니다. 그러나 대부분의 사람들은 자신하고는 상관 없다고 생각하고는 또한 아무런 걱정도 않고 친구들끼리 만나서 술과 육류, 맵고 짠 음식을 많이 먹고 권하면서 건강에 대해 걱정하지 않는 것이 오히려 긍정적이라고 하는 사람이 많은 것 같습니다. 그러나 나도 인간이므로 옆집 노인처럼 중풍에 걸리거나 치매 또는 뒤뚱거리며 힘겹게 걸을지도 모른다고 미리 조금은 두려운 마음을 가지고 조심하는 것이 옳을 것입니다.

용기란 두려움이 없는 상태를 말하는 것이 아니며, 두려움은 인간이 자신을 지키기 위한 본능적인 반응이기 때문에 없앨 필요도 없습니다. 만약 인간에게 두려움이 없다면 위기의식도 없으니 부주의하게 되고, 결국 마음놓고 있다가 크게 낭패를 당하는 일이 많아질 것입니다. 두려움은 상황이 자신에게 위협적인가 아닌가 판단해서 자신을 지키도록 하는 매우 똑똑하고 이성적인 반응입니다.

아직 80대, 90대를 겪어 보지 않았으므로 그 나이에 어떤 일이 일어날지는 저도 잘 모릅니다. 그러나 주위에 있는 80대, 90대의 노인들을 보면 지금부터 많이 걷고, 뛰고, 매달리면서 운동을 하는 것이 좋을 것이라는 생각이 듭니다.

허리 통증의 원인이
중력이라고 확신하는 이유

허리 통증의 원인이 중력이라는 사실을 알게 된 과정

허리가 아파서 많은 고생을 하고 수십 년간 병원을 다녔어도 왜 허리가 아픈지, 어떻게 해야 허리가 튼튼해지는 것인지에 대한 처방은 없었습니다.

남들은 아프지 않은데 왜 나만 허리가 아플까에 대하여 강한 의구심을 가지고 공부를 하던 중, 모든 것은 인과 관계가 있다는 것을 알게 되었습니다. "모든 것은 원인에서 생긴다." 그러므로 허리가 아프면 왜 아플까에 대한 철저한 분석과 검증을 통하여 아픈 원인을 알아내고, 그 원인을 제거한다면 허리 통증에서 벗어나 편안하고 활기차게 살 수 있을 것이라는 확신을 갖게 되었습니다.

인간이 원래부터 허리가 아팠던 것이 아니고 어느 날 생긴 것이므로 원인을 알아내서 제거하면 된다는 생각을 하였습니다. 우선 배우려면 학교로 가야 된다고 생각하고 학교를 찾아갔습니다.

어느 학교 운동장에 있는 철봉에 매달려 보니, 허리가 시원해지고 편안하여 꼭 지옥에서 탈출한 기분이었습니다(2007년 6월경이었습니다.). 철봉에 매달리면 허리가 시원하고 편안하게 되는 원리가 무엇일까를 생각해 보니, 바로 '중력' 때문이었습니다. 척추전방전위증은 허리뼈가 앞으로 밀려난 증상이므로 매달리거나 상체를 숙이면 앞으로 밀려난 허리뼈가 제자리로 들어가게 되어 교정이 되겠다는 확신이 생겼습니다. 그래서 등산이 좋을 것 같아 오대산을 매주 5시간 정도 등산하였습니다.

2007년 9월 28일에는 자신감을 가지고 오색에서 대청봉으로 산행하였습니다. 저 자신도 놀랐습니다. 힘도 들지 않고, 거짓말처럼 빠르게 대청봉까지 올라갔다가 무사히 하산을 하였습니다. 이게 도대체 꿈인지 생시인지 분간이 되지 않을 정도로 신기하고 기뻤습니다. 너무나 감격하여 나도 모르게 대청봉에서 신나게 노래를 불렀습니다. 그랬더니 어떤 카메라를 든 젊은이가 달려와 〈VJ 특공대〉오 아무개 PD라면서 "선생님은 인생을 이렇게 즐겁게 사시느냐?"며 인터뷰를 하여 TV에 나온 바도 있습니다.

허리 통증의 원인이 중력임을 이해하고 나서 약 3개월 만에 설악산 대청봉을 아주 편안하고 즐거운 마음으로 등산하였습니다. 2013년 9월 추석에는 오색에서 대청봉을 거쳐 설악동까지 설악산을 11시간 동안 편안하게 산행하였습니다. 제 몸을 통하여 허리 통증의 원인이 중력이라는 것을 확신하게 되었습니다.

수년 전 물리학을 전공한 노신사가 척추측만증으로 고생을 한다며 저희 사무실에 왔습니다. 저는 행동으로 보여 주겠다고 하면서 평행봉에 다리를 걸고 거꾸로 매달려 10초 정도 되었다고 생각할 무렵, 그분은 빙그레 웃으시며 허리 통증의 원인과 처방을 알았다는 안도의 미소를 지었습니다.

군포에 사는 고객님이 2013년 1월경 저의 사무실에 아드님과 같이 등기를 하러 오셨습니다. 등기 절차를 의뢰한 후 자신의 처가 허리와 무릎이 아프다며 자신은 잘 모르니 아들에게 알려 주라고 하였습니다.

아들이 훤칠한 키에 총명해 보이길래 설명도 필요 없이 행동으로 보여 주겠다고 하며 철봉에 박쥐자세로 매달리는 자세를 취했습니다. 그러자 아들은 1~2초 만에 "법무사님, 알았습니다. 내려오시지요."라고 말하는 것이었습니다. 그래서 제가 어느 대학교 물리학과를 졸업했느냐고 물으니, 어떻게 아셨느냐며 연세대학교 물리학과를 졸업하였다고 했습니다. 내가 철봉에 거꾸로 매달리자마자 중력과 반중력 상태를 이해하였으므로 젊은이는 물리학을 전공한 것이 분명하다는 것을 나도 알았다고 하였습니다.

젊은이는 "아버지, 이제 어머니의 허리·무릎 통증의 원인을 알았으니 나머지는 제가 알아서 하겠습니다."라고 하면서 갔습니다. 물리학을 전공하였다는 노신사와 젊은이는 설명도 필요 없이 철봉에 거꾸로 매달리는 박쥐자세를 보고 단 2~10초 만에 허리 통증의 원인이 중력이라는 것을 이해하였습니다. 저는 수많은 실험과 공부, 그리고 경험을 통해서 허리 통증의 원인이 중력임을 알게 되었는데,

물리학을 전공한 두 분은 단지 몇 초 만에 원인이 중력이라는 것과 교정하는 방법을 파악하였던 것입니다.

서초동의 조그만 재활의학과 의원의 홍보 책자를 보면 "허리 디스크 치료를 위해 우주로 갈 수는 없습니다."라고 적혀 있습니다. 저도 운동을 하거나 일을 하다 다치면 서초동에 있는 재활의학과 의원을 이용합니다. 허리 통증의 원인이 자신의 체중이 누르는 중력 때문이라는 자연 현상을 의심하는 분은 없을 것이라고 생각합니다.

불교에 의하면 모든 것이 연관되어 있고 상호 의존적이라서 제1원인이 있다고 하기는 어렵다는 것입니다. 그러나 저는 제 몸을 가지고 수없이 많은 세월 실험하고 공부를 하여 허리 통증의 가장 큰 원인이 자신의 체중이 누르는 중력임을 이해하고 내 몸이 누르는 중력을 이길 수 있도록 운동으로 단련하여 그 지긋지긋한 허리 통증에서 벗어났습니다. 그래서 지금은 설악산 대청봉도 아무런 불편 없이 등산하며 지내고 있습니다.

진정한 가르침은
주변의 현상 파악과 자신의 경험이다

현대 사회는 인터넷 등 통신기기와 매스미디어 등의 발달로 너무나 많은 의료정보가 난무하고 있습니다. 그러다 보니 잘못된 정보로 인해 피해를 보는 사람들도 도처에서 많이 발생하고 있습니다.

또한 매스미디어에 등장하는 일부 유명한 의사들에게 지나치게 의존하다 보니 조금 유명한 의사가 TV에 출연하여 어떤 질병에 대해 한 마디만 해도 이를 진리로 받아들이는 사람들이 대부분입니다. 그러나 유명하다고 해서 무조건 의사 말에 지나치게 의존하지 말아야 합니다. 먼저 왜 허리가 아픈가에 대하여 질문도 해 보고, 전문가가 한 말을 검증도 해 본 후에 믿어야 할 것입니다.

가장 좋은 가르침은 주변의 현상을 파악하는 것이다

우리 주변에 어떤 사람이 허리가 아프지 않고 활기차게 살고 있는지 한번 살펴보면 됩니다. 얼마 전 브라질 월드컵 경기에서 우리나라 선수들이 러시아 선수들과 축구경기 하는 장면을 시청하였습니다. 이근호 선수가 공을 몰고 러시아 골문을 향하여 힘차게 달려가 슛을 날려 한 골 넣고 환호하는 모습을 보았습니다.

이근호 선수는 물론 허리가 아주 튼튼할 것입니다. 이근호 선수는 아무 말 없이 공을 몰고 전력 질주하여 러시아 골문을 향하여 힘껏 찼습니다. 공이 얼마나 세게 날아갔는지 그 유명하다는 골키퍼도 공을 잡지 못하고 놓쳐 버렸습니다.

여기서 살펴보아야 할 점은 이근호 선수처럼 운동장을 뛰고 달리면 누구나 허리 주변 근육과 뼈가 발달될 것이라는 점입니다. 운동에 의하여 뼈가 다져져서 허리뼈가 아주 튼튼하게 되어 허리 통증은 전혀 없을 것입니다. 이근호 선수뿐 아니라 등산을 많이 하는 산악인과 장시간 달리는 마라톤 선수들도 허리가 아주 튼튼할 것이 분명합니다.

또 하나는 지난번 진도 앞바다에서 침몰한 세월호의 모습을 살펴보는 것입니다. 처음에는 세월호의 전복된 배 밑부분을 TV 화면을 통해서 보았는데, 얼마 후 보았더니 배가 바다 밑으로 침몰하여 모습은 전혀 보이지 않았습니다. 나중에 신문을 보니 바다 밑으로 37m인가가 가라앉았다고 합니다.

배는 사고를 당하여 배 안으로 물이 가득 차면 왜 바다 밑으로 서서히 침몰할까요? 배 자체 무게와 배 안으로 들어온 바닷물의 무게에 의하여 침몰하게 됩니다. 즉 중력에 의하여 배는 바다 밑으로 침몰하게 됩니다.

인간도 자신의 체중이 누르는 중력에 의하여 허리, 무릎이 아픈 것이므로 중력을 이겨 낼 수 있도록 운동을 해야 합니다.

자신의 경험을 통해 배운다

지난날 허리가 왜 아픈지, 어떤 운동을 해야 되는지를 잘 몰랐습니다. 너무나 많은 고생을 하면서 병원을 다녀도 소용없기에 의사에게 등산을 하면 되느냐고 물으니, 이렇게 망가진 허리를 가지고는 등산을 하면 절대로 안 된다고 하였습니다. 그러나 저는 결국 등산을 하면 허리가 빨리 튼튼하게 단련된다는 사실을 경험을 통해 알게 되었습니다. 절대적 진리란, '절대적인 것은 없다.'는 것을 경험을 통하여 알게 되었습니다.

얼마 전 TV에서 산악인 엄 모 씨도 안나푸르나 등반을 하다가 사고로 인하여 오른쪽 발목이 180° 뒤틀려서 수술을 받았는데, 의사는 앞으로 평지인 운동장을 걷기도 힘들고, 등산은 더군다나 불가능하다고 했답니다. 그러나 산악인 엄 모 씨는 이를 믿지 않고 자신의 의지대로 운동을 계속하였고, 그 후 16좌를 등반하는 쾌거를 이루어 냈다고 하였습니다.

모든 것은 반복해서 단련하면 그 분야의 최고가 되어 일반인이 생각할 수 없는 경지에 도달할 수 있습니다. 모든 것은 자신만의 경험을 통하여 알 수 있습니다.

산악인 엄 모 씨도 처음 수술을 했던 의사의 말만 믿고 운동하지 않았거나 등산을 포기했다면 유명한 산악인이 되지 못했을 것입니다. 그러나 자신의 경험을 믿고 꾸준히 운동한 결과 높은 산도 등반할 수 있었습니다.

　내 인생에 대해 전혀 책임지지 않는 의사가 등산은 안 된다는 말만 믿고 무조건 포기하면 절대로 안 됩니다. 자신의 경험을 통하여 배우는 것이 가장 현명할 것입니다. 누구든 자신의 몸을 관찰·분석하면서 뛰고, 달리고, 매달리며 운동하면 심장병, 당뇨병, 고혈압, 대장암, 위암, 허리 등의 질병도 자신만의 경험을 통해 알아낼 수 있을 것이라고 생각합니다.

　자신의 몸을 가지고 관찰할 때는 고학력이 아니어도 되고, 똑똑하지 않아도 됩니다. 단지 어린아이와 같은 호기심으로 '허리가 아플 때는 왜 아플까? 안 아플 때는 어떤 행동을 했을 때일까?' 등에 대하여 궁금해하는 마음만 있으면 됩니다. 이때의 관찰 내용을 가지고 일기장에 적어 두고는 1년쯤 지난 후에 아플 때 동작과 안 아플 때 동작을 비교해 보면 더욱 확실히 알 수 있습니다.

　우리 삶의 터전이 바로 실험실입니다. 누군가가 우리에게 말해 줘서 아는 것이 아니라 누구든 주변을 살펴보고, 자신의 경험을 통하여 스스로 알아낼 수 있는 것입니다.

'만족(滿足)'을 아시나요?

　고등학교 한문 교사를 하다가 정년으로 퇴임하신 선배님께 '만족'이란 단어 한문을 아시는지 여쭈어 보았습니다. 가득 찰 만(滿)·다리 족(足), 곧 '만족'에 대하여 여쭈어 보았더니, 인간이 행복한 상태가 만족이라고 하였으며, 어떻게 해야 행복한 상태인지는 잘 모르겠다고 하였습니다.
　저는 인간이 행복한 상태가 되려면 가득 찰 만·다리 족, 즉 다리가 통통한 상태가 되어야 한다는 것으로 풀이하였습니다. 다리가 통통하려면 많이 걷고, 달리고, 등산을 하고, 자전거를 타는 등 두 다리를 많이 움직여야 합니다. 그렇다면 많이 걷기, 달리기, 자전거 타기, 등산 등 많이 움직이면 행복한 상태가 되는 것입니다. 약 5000년 전에 한문이 만들어졌다고 하는데, 중국인들은 이미 5000년 전에 많이 움직이고 걸으면 행복하게 살 수 있다는 것을 알고 있었던 문화민족이었던 것 같습니다.

남들은 이미 5000년 전에 알고 있었던 사실을 저는 허리가 아파서 엄청나게 고생하고 나서야 비로소 알았으니, 그 미련함의 대가를 치르는 것은 너무나 당연하다고 생각됩니다. 저는 스스로 생각해도 너무나 미련하였습니다. 내가 아프면 남이 알아서 다 해 주는 것으로 알고 있었습니다. 그러나 뒤늦게나마 불교를 접하여 불교에서 말하는 "천상천하 유아독존, 하늘과 땅 사이에 나를 위해서 일을 할 사람은 나 자신밖에 없다."는 것을 배우고 나서 허리를 튼튼히 하는 방법을 알아내기로 하여 자신감을 갖고 많은 실험과 공부를 하여 허리 통증의 원인이 중력이라는 것을 깨닫게 되었습니다. 중력이라는 것을 알고 나니 '만족'이라는 단어의 의미가 무엇인지도 자연스럽게 알게 되었습니다.

저는 중력의 이치를 몰라서 허리뼈가 철저하게 망가졌지만 그 이치를 알고 난 후 걷기, 달리기, 윗몸일으키기, 자전거 타기, 등산, 철봉, 평행봉 등의 운동으로 몸을 단련하여 이제는 설악산 등을 등산하며 큰 불편 없이 지내고 있습니다. 자신이 좋아하는 운동을 땀 흘려 한다면 누구든지 건강하게 지낼 수 있다고 생각합니다.

이청용 선수나 류현진 선수처럼 땀 흘려 뛰고 달린다면 항상 행복한 상태, 즉 만족스럽게 생활할 수 있을 것입니다. 다시 한번 '만족'이란 단어를 생각하면서 꾸준히 운동하여 건강하기를 바랍니다.

서울시 체육진흥과 과장님께

　서울 시민들의 건강한 생활을 위하여 애쓰시는 정 과장님께 감사의 마음을 전합니다. 며칠 전, 어느 신문에서 서울 시민들의 건강한 삶을 위하여 노력하시는 정 과장님의 글을 읽고 깊은 감동을 받았습니다.

　저도 수년 전에 복지학을 공부할 때 과장님과 같은 생각을 한 적이 있었습니다. 자동차는 사고를 내면 보험료를 더 많이 내는데, 건강보험료는 병에 걸려 아무리 많은 보험료를 소비해도 아무런 제재가 없으니, 병에 걸려서 수술을 받아도 이웃과 국가에 커다란 피해를 주는 잘못된 행동이라고 자각하는 분이 없는 것 같아 몹시 안타깝게 생각했습니다.

　그런데 이번에 과장님처럼 합리적인 생각을 하시는 공직자가 있다는 신문 기사를 읽고 나서 답답했던 마음이 편안해지는 것을 느끼게 되어 이 점 깊은 감사를 드립니다.

　저는 과장님의 생각에서 조금 더 나아가 국민건강보험관리공단이나 관련 기관에서 예컨대, 허리나 심장이 안 좋아서 병원을 2~3회 찾아 진찰을 받거나 치료를 받는 분들이 있다면, 그분들을 대상으로 허리병과 심장병은 어떤 운동을 하면 사전에 예방할 수 있는지, 그리고 어떻게 하면 현재 그런 질병에 걸린 분들이 어떤 관리를 통해 고통에서 벗어날 수 있는지 등에 대해 교육을 시켰으면 합니다. 그리고 교육받은 대로 운동하지 않거나 질병을 관리하지 않으면 보험료를 더 납부하게 하는 등의 조치를 취해야 시민들도 건강하게 생활할 것이며, 국민건강보험공단의 돈도 낭비되지 않을 것이라고 확신합니다.

　최근, 거리마다 허리 질병 관련 병원들로 가득 차다시피 합니다. 허리는 대기의 압력과 상체가 누르는 압력으로 인하여 통증이 생깁니다. 그런데 문제는, 허리 질병을 예방 및 치료하는 데 가장 효과적인 운동기구인 철봉이나 평행봉을 한강시민공원이나 동네 곳곳에 더 많이 설치하기는커녕 있는 것도 철거하고 있는 실정입니다. 그 자리에 새로 설치한 운동기구는 값은 비싸지만 중력의 원리를 무시하고 만들어서 큰 운동 효과는 없어 보입니다.

아주 오래 전부터 각급 학교마다 철봉이나 평행봉이 설치되어 있었던 가장 큰 이유는 자라나는 청소년들에게 꼭 필요했기 때문일 것입니다. 앞으로 철봉이나 평행봉을 더 이상 철거하지 못하게 과장님께서 노력해 주시고, 아울러 윗몸일으키기 등의 운동기구도 곳곳에 많이 설치하여 시민들이 쉽게 운동할 수 있도록 배려해 주시기 바랍니다.

그러면 허리 병으로 인하여 병원을 덜 찾게 될 것이고, 그 결과는 건강관리공단의 예산을 낭비하지 않게 될 것이며, 궁극적으로 국민들로부터 세금을 적게 징수하게 될 것입니다.

인간이 병에 걸리는 가장 큰 이유는 중력(비만하면 중력을 크게 받음.), 그 다음은 운동 부족으로 인하여 심장·폐 등 신체가 정상적으로 발달되지 않고 새로운 환경에 적응하지 못하여 받는 스트레스 등으로 생각됩니다.

저는 제 몸을 통해 오랫동안 수없이 많은 실험을 하여 각종 허리 병에 걸리는 이유가 자신의 체중이 누르는 중력 때문이고, 이것은 운동으로 얼마든지 극복할 수 있다는 것을 알게 되었습니다.

저는 이러한 사실을 이웃사람들에게 어떻게 알릴까 고민하다가 〈인간은 왜 허리가 아플까요?〉라는 제목으로 동영상을 제작하여 유튜브(Youtube)에 올렸습니다. 과장님께서 시간이 날 때 위 동영상을 한번 방문해 주시면 고맙겠습니다.

끝으로 이번에 과장님께서 추진하시려고 하는 일, 자동차 사고를 내면 보험료가 할증되어 더 많이 납부하듯이 운동을 하지 않아 각종 질병에 걸리는 사람은 건강보험료를 더 납부하도록 하는 조치가 꼭 실현되기를 두 손 모아 빕니다. 내내 건강하십시오.

골반을 교정하는 동작

허리가 약한 사람의 외관상 특징은 어깨 좌우가 수평을 이루지 못해 한쪽이 높고 다른 한쪽은 낮습니다. 이런 분은 대개 골반이 비뚤어진 경우에 나타나는 현상입니다. 골반은 척추뼈를 담고 있는 그릇과 같은 역할을 하고 있으므로 골반이 비뚤어지면 척추뼈가 바르지 못할 것입니다. 골반을 바르게 해 주어야 합니다.

혼히 무릎을 꿇고 앉으면 엉덩이를 두 발 위에 올리게 됩니다. 그러나 중력의 이치를 이해하고 나니, 앞 무릎은 바닥에 붙이고, 두 다리는 벌려 엉덩이를 맨바닥에 대고 앉아 골반을 수평으로 두는 동작이 가장 확실하게 골반을 교정할 것이라는 생각에 이르게 되었습니다(편의상 '정좌법'이라고 한다.).

정좌법은 처음 하기에는 힘들지만 시간이 지나면 아프지도 않습니다. 또 중력의 이치에 의해 골반이 어떤 운동보다 쉽게 교정될 것으로 저는 믿기 때문에 이 동작을 자주 하였습니다.

이 동작을 처음 시도하는 분은 힘들 것으로 생각됩니다. 우선 준비 동작으로 까치발을 하고 무릎 꿇어 엉덩이를 두 발 위에 올려 놓은 다음 2~3분 후에 시도하니, 저는 쉽게 되었습니다.

저는 근래에 정좌법이라는 동작을 통해 골반이 18mm에서 17mm로 교정되었습니다. 비록 1mm가 교정되었지만 부단한 노력으로 1mm라도 더 교정해 보려고 노력하고 있습니다. 그러나 최근에는 거꾸리에 매달리고 나면 팬티의 엉덩이 모양이 수평으로 되는 것을 발견하게 되어 정좌법보다 거꾸리에 매달리는 동작도 효과가 있을 것 같은 생각이 들었습니다. 그래서 거꾸리에 매달리는 동작과 정좌법을 같이 병행하고 있습니다.

고등학교『운동과 건강생활』이란 책을 보았더니, 소머리 자세·방아 자세·악어 자세·활 자세 등을 하면 골반이 교정된다고 소개되어 있습니다. 그래서 위와 같은 동작을 상당히 오랜 시간 해 보았습니다. 그러나 저는 골반이 전혀 교정되지 않았습니다.

아마도 이유는 중력이라는 자연 현상을 이해하지 못한 분이 쓴 것이 아닌가 하는 생각이 들었습니다. 그래도 좋아진다는 말에 아치 자세를 하면 몸이 어떤 이치로 좋아지는 것인지도 모른 채 열심히 했습니다. 그 결과 척추전방전위증이 발생하여 엄청난 고생을 하였습니다. 그 당시에는 저도 중력이라는 자연 현상을 이해하지 못했고, 고등학교『운동과 건강생활』이란 책에 나와 있으므로 무조건 옳은 것인 줄 알고 따라했다가 돌이킬 수 없는 피해를 입었던 것입니다.

최근에는 제가 허리 건강에 너무나 자신감을 가지고 주말농장에서 하루 10시간씩 3일간 연속 중노동을 하는 등 무리하게 일을 한 사실이 있었습니다. 다음 날 일어나니 왼쪽 다리가 너무나 불편하여 동네 재활의학과 의원에 가서 진료를 받았습니다. 물론 치료 받은 다음 날에는 전혀 통증을 느끼지 않고 편안하게 되었습니다.

그 의원의 홍보 책자를 보니, 체형 교정도 한다고 되어 있어 다음 날 의사와 면담을 하였습니다. 골반 교정에 대하여 저는 정좌법과 거꾸리에 매달리는 동작을 열심히 하였으나 실망스럽게도 1년에 1mm밖에 교정이 안 되었다고 하며 다른 좋은 운동법이 있느냐고 물었습니다. 의사는 그 외 운동법은 없는 것 같다고 하였습니다. 거꾸로 매달리는 운동이 제일 좋고, 골반은 쉽게 교정되지 않을 것이라고 하였습니다. 열심히 운동하는 길 외에 다른 방법은 없는 것 같습니다.

장시간 운전하거나 여행할 때

 허리가 아픈 사람은 장거리 운전을 하거나 여행할 때 갑자기 아프게 될까 염려하는 경우가 많습니다. 운전을 하다가 어떤 예상치 못한 일이 생기는 것은 아닌지, 버스를 타고 가다가 갑자기 아프면 어떻게 할까 등에 대하여 저는 허리 통증의 원인이 중력이라는 사실을 모를 때까지는 참으로 많은 걱정을 하고 불안과 초조 속에서 다닌 것이 사실입니다.
 예전에 허리 병 초기 증상으로 고생할 때, 강원도 인제 등기소에 갈 일이 있었습니다. 그래서 걱정을 하다가 놀고 있던 친구의 도움을 받아 친구가 운전을 하고 저는 옆에 타고 갔습니다. 그 친구는 당시 경기도 구리시에 살고 있었기 때문에 인제까지 갔다가 돌아올 때는 구리시에서 내리고 거기서부터는 제가 다시 운전하여 안양시 평촌까지 무사히 도착하였습니다.
 그 친구가 운전하고 인제에 가서 볼일을 마친 후 다시 구리시로 돌아올 때까지 저는 조수석에 앉아서 허리 통증으로 인해 고통스러

위했습니다. 그런데 구리시에서부터 제가 직접 운전을 하고 안양시 평촌에 있는 저의 집까지 올 때는 예상과 달리 별다른 통증 없이 편안하게 운전을 하여 무사히 도착하였습니다. 제가 운전을 했는데도 허리 통증이 없는 것이 너무나 신기하고 의아한 생각이 들었습니다. 당시에는 왜 그런 현상이 나타났는지 골똘히 생각해 봐도 그 이유를 잘 몰랐습니다. 그러다가 허리가 왜 아픈지, 도대체 어떻게 하면 허리 통증에서 벗어날 수 있는지에 대해 제 몸을 가지고 실험하고 공부한 결과, 나중에 그 이유를 알게 되었습니다.

그 당시에는 척추전방전위증이라는 것이 허리뼈가 어떻게 되었을 때 일어나는 질병인지를 몰랐습니다. 다만 운전석을 90° 직각으로 유지하고 운전대에 몸을 가까이 밀착한 상태로 운전을 했는데, 그 자세로 인해 앞으로 밀려난 허리뼈가 제자리로 되돌아오도록 역할을 했던 것을 나중에 알게 되었습니다.

즉, 제가 그 동안 자동차 운전을 할 때 허리 통증으로 인해 고통을 당한 이유는, 의자를 110° 정도로 뒤로 눕혀 앉으면 좋은 자세인 줄만 알고 그 동안 조수석에서 그런 자세로 장시간 앉아 있었기 때문이었습니다.

따라서 척추전방전위증이 있는 분은 운전을 할 경우 운전석이 등에 닿는 부위를 직각으로 하고, 몸을 운전대에 가까이 밀착시켜 허리뼈가 앞으로 밀려나지 않게 한 상태로 운전해야 합니다. 또 버스나 승용차를 타고 갈 경우에도 무릎을 꿇고 앉는 등 앉은 자세에 자주 변화를 주면 큰 불편 없이 여행할 수 있을 것입니다. 그러나 옆자리에 손님이 있을 때는 먼저 양해를 구하여 불쾌감을 주어서는 안 됩니다.

국립공원과 고속도로 휴게소에 철봉, 평행봉을 설치해 주세요

　고속도로에서 장시간 운전하는 경우, 졸음도 방지할 겸 휴게소에 잠깐 들르게 됩니다. 몸을 풀기 위해 휴게소 뒤쪽에 설치되어 있는 철봉이나 평행봉에 매달리면 몸이 저절로 풀려 졸음도 없어지고 장시간 운전으로 뭉쳐 있던 근육도 풀려서 안전운전하는 데 도움이 되었습니다.

　그런데 언제부터인지 고속도로 휴게소에 설치되어 있던 철봉과 평행봉이 철거되어 이를 이용하려는 시민들에게 큰 불편을 주고 있습니다. 철봉과 평행봉은 장시간 운전으로 인한 근육을 펴 주고 신체의 근육을 단련하여 주는 중요한 운동기구인데, 무슨 연유인지 모르겠지만 대다수의 휴게소 등에서 이미 철거한 경우가 많고, 일부 휴게소의 경우에는 철거가 진행되고 있는 것 같습니다.

　영동고속도로의 횡성휴게소 상·하행선과 중부고속도로 이천휴게소 등에서는 이미 철거가 완료되어 더 이상 이를 이용할 수가 없게 되었습니다.

　철봉과 평행봉이 필요한 곳은 고속도로 휴게소뿐만이 아닙니다. 우리 나라는 국토의 70%가 산악 지대이다 보니, 온 국민이 등산을 즐기고 있습니다. 따라서 장시간 산행으로 등산객들의 뭉친 근육을 풀어 주는 데 도움이 되고, 또한 산행 시 안전사고를 예방하는 데도 아주 유용하게 쓰이는 철봉과 평행봉을 국립공원 등에도 설치하여 온 국민들이 이용하였으면 하는 바람입니다.

　이를 위해 저는 보건복지부에 철봉과 평행봉의 철거를 중단하고, 오히려 더 많은 철봉과 평행봉을 고속도로 휴게소와 국립공원 등에 설치해 줄 것을 건의하는 편지를 보냈습니다. 그런데 국가조직법의 업무 분장 등으로 인해,

보건복지부에서는 국토교통부와 환경부로 이관하였다는 연락이 왔었고, 그 후 환경부와 국토교통부에서 저의 제안이 채택되지 않았다는 답변을 각각 받았습니다.

얼마 전 TV를 보았는데, 캄차카 반도 해안가에서 안전 요원들의 건강 유지와 체력 훈련을 위해 철봉에서 운동하는 장면을 본 일이 있습니다. 이처럼 철봉과 평행봉은 우리 건강에 아주 유용한 운동기구입니다.

힘이 있는 분들이나 정부 기관에 근무하는 분들이 고속도로 휴게소와 국립공원 등에 철봉과 평행봉이 설치될 수 있도록 도와 주시면 고맙겠습니다.

파주의 한 초등학교를 방문하다

    수년 전에 파주에 있는 밭에서 일을 마치고 인근 한 초등학교에 들렀습니다. 학교에 들른 목적은 밭에서 구부리고 일을 하는 동안 눌렸던 허리를 쭉 펴 주기 위해서였습니다. 그런데 깜짝 놀랐습니다. 그 학교의 초등학생 네 명이 모두 철봉에 매달려 박쥐자세 등 여러 가지 운동을 하면서 신나게 놀고 있었습니다. 서울에서는 어림없는 일입니다. 위험하다는 이유로 박쥐자세를 가르치려고 하는 선생님도 없는 것 같고, 배우려고 하는 학생도 없는 것 같습니다. 물론 이것은 어디까지나 저 혼자만의 생각입니다.

    학생들에게 물어보니 자신들이 알아서 배웠다고 하며, 두 명은 2학년 학생이고, 나머지 두 명은 4학년 학생이라고 하였습니다. 저는 순간 가슴이 뿌듯했습니다. 학생들이 너무나 자랑스럽고 보배처럼 느껴졌기 때문입니다.

    저도 철봉을 하고 구름사다리에 매달려 윗몸일으키기를 하고 있는데, 어떤 분이 다가오시더니 운동을 잘한다고 하길래 남에게 부담 주지 않기 위해 건강한 몸을 가지려고 운동한다고 하였습니다.

　그분은 이 학교의 교장 선생님이라고 하며, 자신의 사무실에 가서 차 한잔 하자고 하여 함께 차를 마셨습니다. 저는 직감적으로 교장 선생님도 철봉, 평행봉을 잘 할 줄 아는 분이라고 생각하였습니다. 사람은 대개 자기가 모르는 것을 남이 말하면 그 말을 들으려 하지 않고 오히려 혐오감을 느낀다고 합니다.

　예상대로 교장 선생님도 평행봉 · 철봉을 잘 한다고 하였습니다. 저는 학생들이 박쥐자세 등 철봉에 매달려 운동하는 것을 보니 너무나 자랑스럽다고 하며, 다음에 한번 놀러 오겠다고 하였습니다. 이 학교의 전교생은 40명이었습니다.

　며칠 후, 저는 맛있는 빵 100개를 사가지고 학교에 찾아갔습니다. 안 모 교장 선생님께 학생들이 운동을 잘 하여 너무나 자랑스럽게 느껴져서 빵을 사가지고 왔다고 하였더니, 학생들에게 나누어 주면서 그 말을 꼭 전하겠다고 하였습니다.

　교장 선생님은 다른 선생님들을 모두 교장 선생님 방으로 불렀습니다. 저는 선생님들께 "제가 학교에 찾아온 이유는 학생들이 서울에서는 도저히 볼 수 없는 어려운 운동을 아주 자연스럽게 하고 있는 것이 너무나 자랑스럽고, 인간이 허리가 아픈 이유는 중력 때문인데 이곳 학생들은 철봉에 매달려 운동을 잘 하므로 허리가 아파서 고생하는 일은 일생 동안 없을 것이며, 철봉에 매달리는 동작은 반중력(Anti-gravity) 상태를 만들어 주고 복근을 단련시키므로 아주 건강하게 지낼 수 있는 동작"이라고 짧게 설명하였습니다.

서울에 있는 학생들은 철봉을 거의 하지 못해 답답했는데, 이 학교에 오니 정말 자랑스럽다고 하였습니다. 그 중 한 선생님은 전교생과 학부형이 모인 자리에서 한번 이야기를 해 달라고 하여, 저는 언제든지 초대만 해 달라고 하였습니다.

그 후, 교장 선생님 명의로 학예발표회 초대장이 왔습니다. 그런데 안타깝게도 실제로 참석은 하지 못하였습니다. 학예발표회 개최 하루 전날 연평도 포격 사건이 발생하였고, 파주는 전방 지역이어서 가급적 외부 인사를 학교에 초대하는 행사는 연기하는 것이 좋겠다는 결정에 따라 행사를 무기한 연기하였다는 연락이 왔기 때문입니다.

수개월 후, 졸업식 날 행사에 참여해 달라는 초청장이 왔으나 사무실 일로 참석하지 못하였습니다.

요즘은 오직 좋은 학교 입학 위주로 공부를 하니까 체육을 등한시하는 경향이 있는 것 같습니다. 명문학교를 졸업하여 설사 성공해 좋은 자리에 앉게 된다 하더라도 대개 50세, 아무리 길어도 60세가 되면 자리에서 내려와야 합니다.

이제는 보통 사람도 90세 정도까지 삽니다. 좋은 자리에서 내려와 죽음에 이르기까지의 약 35년 동안 반드시 성공적인 삶이 보장되는 것은 아닙니다. 이러한 사실을 감안할 때 체력 단련은 참으로 중요합니다. 그렇게 하기 위해서는 평소에 몸을 건강하게 단련해야 합니다. 파주의 어느 시골 초등학교 학생들처럼 단련을 해야 합니다.

철봉이 없는
송파의 어느 학교를 찾아가다

저는 허리가 아픈 이유가 중력 때문이며, 중력을 견딜 수 있을 만큼 복근을 단련하는 기본 운동이 철봉과 평행봉이라는 것을 알고 나서부터는 어디를 가든 철봉이나 평행봉이 있는지를 살펴보는 습관이 생겼습니다.

서울 송파의 어느 초등학교를 가게 되었는데 환경이 모두 쾌적하고 좋았습니다. 그런데 철봉, 평행봉이 보이지 않았습니다. 제가 잘못 보았나 하는 생각이 들어 그 후 그 학교를 지나는 길이면 가서 또 보았습니다. 역시 철봉은 없었습니다.

2012년 11월 어느 날, 후배와 함께 점심을 먹고 그 학교를 다시 찾아갔습니다. 그 학교는 변함없이 쾌적하였고, 한쪽에는 '건강한 생활'이라는 표지판 아래 자전거가 상당히 많이 세워져 있었습니다. 선생님들과 학생들이 자전거를 많이 이용하는 것 같은 생각이 들어

흐뭇하였습니다. 다시 한번 운동장을 살펴보았으나 철봉은 없었고, 학생들은 신나게 운동을 하며 즐겁게 지내고 있었습니다.

  한참 고민을 하다가 용기를 내서 교장실을 찾아갔고, 교장 선생님은 반갑게 맞이해 주셨습니다. 저는 무지로 인하여 허리를 다쳐서 많은 고생을 하였고, 허리 통증의 원인이 중력이라는 것을 알고 나서 '대한허리튼튼연구원'이라는 카페를 만들어 운영하고 있는 카페지기라고 소개하였습니다.

  교장 선생님도 허리가 아픈 이유가 자신의 체중이 누르는 중력 때문이라는 것이 이해가 간다고 하시기에, 저는 편안한 마음으로 어린 학생들이 의자에 앉아 있는 시간이 많을 경우 척추측만증이 생길 염려가 있다고 말했습니다. 그리고 철봉 운동은 척추측만증 등 각종 허리 병을 예방 및 교정하는 데 꼭 필요한 운동이라고 설명하였습니다. 그런데 이 학교는 철봉이 없어 이상하다고 했더니, 교장 선생님은 좋은 것을 알려 주어 고맙다고 하며, 곧 철봉을 설치하고 학생들에게 철봉 운동을 많이 가르치겠다고 하였습니다.

  저는 차를 한잔 얻어 마시고 몹시 가벼운 발걸음으로 학교를 나왔습니다. 교장 선생님의 모습으로 보아 그 학교 학생들은 건강하게 잘 자라서 이 나라의 역군이 될 것을 저는 확신하였습니다.

철봉을 철거한 학교의 교장 선생님께

인간은 피할 수 없는 중력 때문에 목, 허리, 무릎 등이 아프게 되어 고통을 당하게 됩니다. 전국 어느 학교를 가다라도 대부분 철봉은 설치되어 있습니다. 그 이유는 자라나는 청소년들이 철봉에 매달리거나 거꾸로 매달리면 중력에 의하여 눌린 목·허리·무릎이 펴지고, 몸을 균형 있게 발달하도록 도와주는 가장 기본적인 운동기구이기 때문입니다.

그런데 최근에는 서울 도심 한복판에 있는 일명 이름이 나 있는 학교에서조차 철봉이 철거되어 너무나 아쉬운 생각이 듭니다. 저는 철봉을 철거한 이유를 나름대로 짐작하고 있습니다. 학생 누군가가 철봉에 매달려 운동을 하다가 떨어져서 조금 다치고, 학부형이 학교에 찾아와서 항의하니까 모든 것이 철봉 잘못이라고 하면서 철봉을 뽑아 버렸을 것으로 추측됩니다. 그러나 아무리 생각해도 철봉은 아무런 잘못이 없습니다.

운동기구에서 운동을 하다 보면 실수로 떨어져서 다치는 일은 종종 있을 수 있습니다. 인간이 세상을 살아가면서 어느 한구석 위험하지 않은 곳은 아마 없을 것입니다. 그리고 철봉에서 떨어져 생긴 후유증은 철봉에 매달려야 눌린 것이 펴져서 쉽게 회복될 수 있는 것입니다.

저는 철봉에서 떨어지면 얼마나 다치는지 실험해 보기 위해서 2009년 여름 어느 날, 서초동에 있는 모 헬스 클럽에서 역기 봉에 다리를 걸고 떨어져 봤는데, 바닥에 피가 흥건히 고일 정도로 사태는 황급했고 클럽은 야단법석을 떨었습니다. 인근에 있는 강남성모병원 응급실에 가서 사진을 찍고 파상풍 예방주사를 맞는 등 진료비가 28만 원 상당 소요되었습니다. 그런데 별다른 상처가 없어 바로 회복되어 정상적인 생활을 하였습니다.

자라나는 청소년들이 철봉을 하다가 떨어져 조금 다쳤다고 해도 제 경험에 비추어 보면 그리 걱정할 것이 아닙니다. 철봉, 평행봉에 매달려 운동을 해야 신체가 균형 있게 발달하여 체형이 날씬하게 되어 외모에 자신감을 갖게 되고, 키도 더 잘 자랄 것으로 생각됩니다.

철봉을 철거한 학교의 교장 선생님!

노인네가 학교 일에 간섭하는 것 같아 조심스럽기도 합니다마는 철봉을 지금이라도 설치하여 자라나는 어린아이들의 건강에 보탬이 되도록 해 주시기를 바랍니다.

늘 건강하시고 하시고자 하는 일마다 신의 가호로 만사 형통하시기를 두 손 모아 빕니다.

청소년보호과를 찾아가다

저는 허리가 아파서 많은 세월 고생을 하다가 스스로 공부하고 제 몸을 가지고 실험하여 허리 통증의 원인이 자신의 체중이 누르는 '중력'이라는 사실을 알게 되었습니다. 그래서 TV에서 허리 통증에 대하여 언급하면 유심히 시청을 하게 됩니다.

수년 전에 어느 청소년 단체에서 일을 한다고 하는 분이 요즈음 청소년들 중 척추가 휘는 척추측만증으로 고생하는 학생이 전체 학생의 10%가 넘으며, 아직 원인이 밝혀지지 않아 큰 걱정이라면서 자신도 의사라고 하였습니다.

또한 어느 TV 방송 특집 프로그램에서 어느 대학교의 K 교수님도 청소년들이 허리 질병으로 척추가 휘고 노인들이 허리 질병으로 고생을 많이 하고 있는데, 아직 원인이 밝혀지지 않았다고 하며 큰 걱정이라고 하였습니다.

저는 위 두 분이 '허리 통증의 원인에 대하여 정말로 모르고 있을까?' 고민을 하다가 용기를 내서 K 교수님께 허리 통증의 원인이 자신의 몸이 누르는 '중력'이며, 제가 허리 질병으로 오랜 시간 고생을 하여 허리 통증의 원인이 중력임을 알아냈고, 중력임을 알고 난 후 고통에서 벗어나 지금은 설악산도 마음대로 등산하며 지내고 있다고 하였습니다.

그러나 저는 아무런 힘이 없어 많은 사람들에게 허리 통증의 원인이 중력임을 알릴 방법이 없으니 K 교수님께서 많은 사람들에게 알려 주시고, 청소년 수련원에 철봉·평행봉이 설치될 수 있도록 힘써 달라는 편지를 보낸 바 있습니다. 그러나 아무런 답이 없었습니다.

그래서 직접 청소년보호과를 찾아갔습니다. 청소년보호과 과장님은 무슨 일로 왔느냐고 물었습니다. 그래서 청소년들의 척추 질환자가 증가한다고 하니, 청소년 수련원에 철봉과 평행봉을 설치하여 학생들이 매달리는 운동을 하면 척추 휘는 질병을 예방 및 교정할 수 있다면서 설치를 건의하고자 왔다고 하였습니다. 다른 건의 사항은 없느냐고 물어 없다고 하였더니, 청소년 수련원은 청소년 활동진흥과 소관이라고 하면서 활동진흥과 사무관을 부르더니 그분과 상담하라고 하였습니다. 고맙다고 하면서 저는 준비한 책을 한 권 드리고 시간을 내어 읽어 보라고 하였습니다.

청소년 활동진흥과의 사무관은 어떤 용건이 있느냐고 물어 다시 청소년 수련원에 철봉과 평행봉을 설치하여 청소년들이 이 운동기구를 이용하여 운동하면 척추측만증 예방 및 교정되며, 또 팔 근육과 온몸이 균형 있게 발달되어 허리 병으로 고생하는 일은 없을 것이라고 하였습니다. 허리 통증의 원인은 자신의 몸이 누르는 중력에 의하여 발생하므로 철봉과 평행봉으로 운동하면 몸이 균형 있게 발달되고, 철봉에 거꾸로 매달리면 반중력 상태가 되어 허리 질병에 걸릴 염려가 없으므로 수련원에 꼭 설치해 달라고 건의하기 위해서 왔다고 하였습니다.

청소년 활동진흥과의 사무관은 철봉과 평행봉이 청소년들의 성장과 허리 병에 어떤 영향을 미치는지 아직 검증되지 않았다고 잘라 말하였습니다. 쉽게 말해서 보기 좋게 거절당하였습니다.

그리고 한 달 정도 지난 후, 청소년보호과 과장님으로부터 연락이 왔습니다. 제가 건네 준 『스무 살에 알았더라면 더 좋았을 것들』이란 책을 휴가 때 감명 깊게 읽었다고 하며, '대한허리튼튼연구원' 사업은 잘 되느냐고 물었습니다. 그래서 그것은 돈을 벌기 위한 무슨 사업이 아니고 많은 사람들에게 허리 질병의 원인이 자신의 체중이 누르는 중력이므로 누구든지 많이 걷고, 뛰고, 달리고, 매달리면 병이 생기지 않는다는 것을 알려 주기 위한 봉사활동이라고 하였습니다.

교육대학교 총장님께!

저는 서초동에서 법무사 사무소를 운영하고 있는 법무사 이희숙입니다. 저는 지난날 잘못된 운동과 무지로 인하여 허리뼈가 앞으로 13mm가 어긋나 있는 극심한 척추전방전위, 디스크 그리고 척추관 협착증 증세가 있는 사람입니다. 그래서 허리를 아프지 않게 하는 방법에 대해서 총장님께 몇 자 적어 올리니, 혹 잘못된 점이 있더라도 너그럽게 양해하여 주시기 바랍니다.

총장님! 인간은 왜 허리가 아플까요?

허리가 아픈 이유는 '중력' 때문입니다. 하늘에서 내리는 비는 바람이 불지 않으면 땅에 직선으로 떨어집니다. 지구에는 모든 물체를 잡아당기는 중력이 작용하기 때문입니다.

저는 이러한 중력이 허리 질병의 근본 원인이라고 생각합니다. 즉 두개골이 눌러서 목 디스크가 생기고, 상체가 눌러서 허리 디스크 등의 질병이 발생하며, 허리뼈가 앞으로 밀려나면 척추전방전위증, 뒤로 밀려나면 척추후방전위증, 옆으로 밀려나면 척추측만증, 뼈와 뼈 사이의 간격이 좁아지면 허리 디스크라고 칭하는 것으로 알고 있습니다.

그렇다면 중력이라는 자연 현상이 누구에게나 존재하는데, 왜 누구는 허리가 아프고 누구는 아프지 않는 것일까요? 허리가 아픈 사람은 상체가 누르는 압력, 즉 중력을 감당할 수 있을 만큼 허리 주변 근육이 단련되지 않은 사람이고, 아프지 않은 사람은 자신의 몸이 누르는 중력을 감당할 수 있을 만큼 허리 주변 근육이 단련되어 있기 때문입니다.

그러면 허리 주변 근육을 단련하는 운동에는 어떤 것들이 있을까요? 가장 좋은 것은 걷기입니다. 이어서 철봉, 평행봉, 달리기, 윗몸일으키기, 등산, 자전거 타기 등의 운동을 매일 꾸준히 하면 허리 주변 근육이 잘 단련되어 허리뼈를 잘 지탱해 주는 지지대 역할을 할 수 있습니다.

저는 지난 20여 년간 척추전방전위증 등의 허리 질병으로 많은 고통과 경제적 손실, 그리고 삶의 희망을 잃은 채 지내왔습니다. 그런데 이렇게 절망만 하고 있을 수가 없어 제 몸을 가지고 열심히 실험하고 운동하고 경험한 결과, 비록 척추전방전위증으로 허리뼈가 13mm가 어긋나 있기는 하지만 걷기와 철봉 및 평행봉으로 매일 꾸준히 운동하여 지금은 고통 없이 일상생활은 물론 설악산이나 오대산도 8~10시간 정도로 등산하며 건강하게 생활하고 있습니다.

제가 총장님께 이렇게 글을 올리게 된 계기는 작년 가을로 기억이 되는데, 출장을 가서 우연히 어느 교육대학교에서 철봉을 하고 난 후 버스를 타러 가는 길에 민방위훈련이 시작되어 학교의 한 모퉁이에 앉아 있었습니다. 어떤 젊은이도 옆에 있어 물어보니, 교육대 3년 학생이라고 하였습니다.

저는 그 학생에게 왜 허리가 아픈지 아느냐고 묻자 서슴지 않고 자세가 나빠서 생기는 것이라고 하였습니다. 그러면 어떤 자세가 좋은 자세이고, 어떤 자세가 나쁜 자세인가, 그리고 나쁜 자세를 취하면 어떤 원리로 허리가 아프게 되는 것이냐고 물었더니, 그 학생은 잘 모른다고 하였습니다.

허리가 안 좋은 것은 물론 자세의 영향도 어느 정도 있을 수 있겠지만, 어떤 자세를 하고 있더라도 자신의 체중이 누르는 중력이라는 자연 현상은 언제나 존재하므로 허리 통증의 원인은 중력이라고 그 학생에게 다음과 같이 설명을 해 주었습니다.

즉, 내가 똑같은 자세로 앉아 있을 때 호랑나비 한 마리가 내 머리 위에 앉아 있을 경우 그 나비의 무게가 가볍기 때문에 나는 어떠한 불편함도 느끼지 못하지만, 만약 100kg의 쌀 한 가마니를 내 머리 위에 올려 놓는다면 그 쌀 한 가마니 무게를 견디지 못하고 나는 넘어질 것이므로 허리 질병의 원인은 자세가 아니라 '중력'이라고 알려 주었습니다. 그리고 위와 같은 학생처럼 누가 가르쳐 주지 않아서 잘 모르는 것은 누군가가 알려 주고 교육을 시켜야 한다고 생각하기에 이르렀습니다.

총장님!

저는 제가 겪은 허리 주변 근육을 단련하는 방법을 총장님을 통하여 전국의 교육대학교 학생들에게 널리 알려지기를 희망합니다. 그래서 그 학생들이 허리 관리하는 방법의 하나인 철봉과 평행봉을 모두 잘 하여, 나중에 초등학교·중학교·고등학교에 부임하게 되면 자신들이 가르치는 학생들에게도 허리 질병의 주요 원인이 중력이고, 평생 동안 중력을 받는 우리 인간의 몸 중에서도 가장 약하면서도 중요한 허리를 튼튼히 하는 방법을 가르쳐 주었으면 하는 바람을 가지고 있습니다. 저는 이러한 바람을 전 국민들에게 전파하기 위하여 허리가 아픈 이유와 허리를 잘 단련하는 방법에 대해 직접 운동하는 동영상을 제작하여 유튜브(Youtube)에 〈인간은 왜 허리가 아플까요?〉라는 제목으로 올려 놓았습니다.

총장님께서도 제가 허리를 튼튼히 하기 위해서 하는 운동을 한번 보시고 또 제 카페도 방문하여 확인해 보시기 바랍니다. 그래서 제가 하는 일들이 결코 거짓이 아니라는 생각이 드신다면, 총장님 본인은 물론 학생들의 건강을 위해서 철봉과 평행봉을 꾸준히 연습해 보시기 바랍니다. 그리고 학생들에게 직접 시범을 보여 주신다면 학생들은 앞으로 철봉과 평행봉을 더욱더 잘 할 것입니다.

그리하여 가장 돈이 들지 않는 경제적 운동기구인 철봉과 평행봉으로 전 국민들이 허리를 잘 관리하여, 허리 질병으로 인해 지출되는 엄청난 의료비를 다른 곳에 소비하여 침체된 내수 경제를 진작시켰으면 하는 바람입니다.

제가 총장님께 이 글을 올리는 것이 결례인지 아닌지 1년 정도 고민하다가 용기를 냈으니 큰 아량으로 이해하여 주시기를 바라오며, 총장님께서 하시는 일마다 신의 가호로 만사 형통하시고, 늘 건강하시기를 두 손 모아 빕니다.

중학교 1학년
과학 교과서 저자 선생님께
교과서를 고쳐 달라고 건의하다

반평생을 허리가 아파서 고통에 시달려 온 저로서는 허리 아파서 고생하는 사람들을 보게 되면 마치 내 일처럼 느껴져 가슴이 아픕니다. 그러나 그런 사람들에게 제가 터득한 허리를 수술하지 않고 관리하는 방법이나 통증을 완화하는 운동 등에 대해서 알려 주고 싶어도 알려 줄 방법이 딱히 없습니다.

우리 주변을 보면 소위 명문학교를 졸업한 사람들도 자신의 몸이 누르는 중력에 의하여 허리가 아픈 것을 모릅니다. 심지어는 의료 분야에 종사하는 전문 직업인도 아무런 생각 없이 허리가 아프면 병원에서 권하는 대로 허리 수술을 받기도 합니다.

자신의 체중이 누르는 중력에 의하여 허리가 아픈 것이므로 체중의 중력을 이길 수 있도록 허리 주변 근육을 단련하여 척추를 지지

해 주면 되는데, 이렇게 간단한 이유를 알려 줘도 사람들은 왜 모를까요?

저는 사람들이 중력에 대해 이해하지 못하는 원인이 무엇일까 깊이 생각해 보았습니다. 그것은 어릴 적에 학교에서 사과가 땅으로 떨어지는 걸 예로 들어 설명하면서 그 원리가 중력이라고 배웠기 때문에 사과만 땅으로 떨어지는 줄 알고 있지 자신의 몸이 누르는 중력에 의하여 몸이 아프다는 사실을 전혀 인식하지 못하기 때문이라는 것을 깨달았습니다.

그래서 저는 주무 부처 장관에게 중학교 1학년 과학 교과서에서 중력에 대해 설명할 때 '사과'를 예로 들어 설명하는 것도 좋지만 '인간의 몸'을 예로 들어 실생활에 응용할 수 있도록, 중력이 우리 인간의 몸에 어떠한 영향을 미치고 있는지로 고쳐 달라고 건의를 한 바 있으나 채택되지 않았습니다.

그런 후에는 교과서 저자를 직접 만나 건의하려고 생각하였으나 용기가 없어 수없이 많은 시간 고민하였습니다. 그런데 어느 출판사의 저자를 만나 찾아온 용건을 말했더니, 즉답은 어렵고 공저자가 있으니 그분들과 상의하여 결정하겠다는 답변을 주셨습니다.

당시 제가 교과서 저자에게 건의한 내용은 "학생들의 체형 변화와 허리 통증의 원인은 잘못된 자세가 아니라 중력 때문이다. 만약에 의자에 앉아 있는데 머리 위에 호랑나비 한 마리가 앉아 있다면 누구도 어떠한 불편을 겪지 않을 것이다. 왜냐하면 호랑나비 무게가 가볍기 때문이다. 그러나 똑같은 자세로 의자에 앉아 있는데 머리 위에 100kg짜리 쌀 한 가마니를 올려 놓는다면 누구든 그 쌀의 무게를 견디지 못하고 넘어질 것이다. 이처럼 체형 변화와 허리 통증의 원인은 자세가 아니라 인간이 피할 수 없는 중력 때문이다. 이것이 나쁜 자세가 원인이 아니라는 확실한 근거다."라고 건의하였습니다.

이어서 "인간이 목, 허리가 아픈 이유는 두개골이 눌러서 목이 아프고 상체가 누르는 중력에 의하여 허리와 무릎이 아프다는 것을 지난 수십 년간 제 몸을 가지고 실험하고 공부해서 알게 되었다. 학교에서 중력을 배우는데 어떻게 하여 허리가 아픈 사람이 많은지 의아하게 생각하고는 중학교 1학년 과학 교과서를 몇 권 사다가 분석해 보았는데, 인간의 몸을 예로 들어 설명한 책이 하나도 없었다. 즉 인간도 중력의 법칙의 지배를 받는 하나의 물체에 불과하다는 사실을 모두가 잊고 있는 것 같아 선생님이 집필한 교과서를 구입한 후 2년 동안이나 고민을 하다가 선생님을 찾아왔다."고 말씀 드렸습니다.

다른 교과서도 있는데 특별히 선생님을 찾아온 이유는 선생님이 집필한 교과서에 중력을 설명하면서 "피할 수 없는 중력"이라고 표기되어 있어 평소 인간은 '피할 수 없는 중력' 때문에 목·허리 등 각종 질병에 걸린다고 생각하였으므로 선생님께 건의하는 것이 쉬울 것이라는 생각이 들었다고 하였더니, 선생님은 빙그레 웃으셨습니다.

그리고 학생이 철봉에 매달려 있는 동작과 거꾸로 매달리는 동작을 사진으로 넣고, 그 밑에 "인간의 몸은 중력으로 인하여 어떠한 영향을 받고 있는지 토의해 보자."라는 내용으로 수정을 하면 이것을 배우는 어린 학생들이 장차 성인이 되어서도 목·허리 통증으로 인해 고통받는 일은 없을 것이라고 설명을 드렸습니다.

저는 여기에 그치지 않고 중력을 다루고 있는 다른 출판사의 저자와도 통화를 하였습니다. 저자 선생님께 중력에 대해 설명하면서 다른 동작보다 철봉에 매달리거나 거꾸로 매달리는 동작, 그리고 "인간의 몸은 중력으로 인하여 어떠한 영향을 받고 있는지 한번 토의해 보자."라는 내용을 추가하여 달라고 건의하였습니다. 다른 자료를 더 보내달라고 하여 우편으로 보내드리고 나서 다시 선생님과 통화를 하였습니다. 선생님은 전적으로 제 의견에 동의한다고 하며 교과서를 고치겠다고 하였습니다.

저는 교과서가 수정되면 선생님이 집필한 과학 교과서를 가지고 공부한 학생은 장차 허리가 아파서 고생하는 일은 없을 것이라고 하였습니다.

중력에 대한 바른 이해의 부족은 비단 우리 몸에만 해당되는 것이 아닙니다. 우리나라에서는 1967년도에 해군 군함과 한일호가 충돌하여 96명이 사망하였고, 1970년도에는 남영호가 침몰하여 319명, 1993년도에는 서해상에서 페리 호가 침몰하여 282명이 사망하는 안타까운 사고가 있었습니다. 이러한 해양 사고에 대하여 정부 당국은 재발 방지를 약속하며 대책을 쏟아 내고 있지만 안타깝게도 선박과 관련된 사고는 이후에도 끊이지 않고 있습니다.

이에 대하여 저는 다른 시각에서 살펴보았습니다. 중학교 1학년 교과서에 중력을 설명할 때, 침몰하는 배의 사진을 제시하면서 "배 안에 물이 가득 차면 배는 바다 밑으로 가라앉게 되는데, 이 원리는 무엇인가? 이럴 때는 어떻게 해야 될까?"라는 식의 사례를 가지고 실생활에 응용할 수 있도록 체계적으로 가르쳐야 한다고 생각합니다. 그렇게 하면 향후 선박과 관련된 해양 사고가 발생한다고 하더라도 지금처럼 많은 희생자는 발생하지 않을 것이라고 생각합니다. 이에 필자는 다시 두 출판사의 저자 선생님께 건의를 하였더니 두 분 모두 과학적 사실을 실생활에 응용할 수 있도록 주신 의견 잘 받아들여 교과서에 반영하기로 약속하였습니다.

중학교 1학년 과학 선생님께 드리는 글

　자라나는 청소년들에게 기초 과학의 올바른 지식을 제공하기 위하여 노력하시는 선생님께 고개 숙여 감사의 마음을 전합니다. 일면식도 없는 선생님께 이렇게 글을 올린다는 것이 큰 결례는 아닌지 몹시 조심스럽기도 합니다마는 혹 무례함이 있더라도 큰 아량으로 이해하여 주시기를 바랍니다.

　저는 아주 오래 전 학교에서, 아이작 뉴턴이 사과가 땅으로 떨어지는 걸 보면서 만유인력을 발견하였다는 사실을 배웠으나 그때 당시에는 사실 '사과가 땅으로 떨어진다.'는 것이 무엇을 의미하는 것인지 몰랐습니다.

　그 후 오랜 시간 사회 생활을 하면서 허리가 아파서 많은 고생을 하였습니다. 수십 년간 병원을 다녔으나 전혀 효과는 없었고, 허리는 철저히 망가져 중환자가 되어 불안·공포·초조 속에서 많은 시간 절망의 나날을 보냈습니다.

　스스로 허리가 아픈 원인을 알아내기로 마음먹고 제 자신의 육체를 가지고 실험을 해 본 결과 허리 질병의 원인이 '중력'이라는 것을 알게 되었습니다. 즉 대기의 압력과 자신의 체중이 누르니까 허리가 아픈 것입니다. 목이 아픈 사람은 두개골이 목을 누르니까 아픈 것입니다. 그러면 사람이라면 누구나 똑같이 대기의 압력을 받고 체중이 누르는데, 왜 누구는 허리가 아프고 누구는 아프지 않을까요? 그것은 자신의 체중이 누르는 중력을 감당할 수 있을 만큼 허리 주변 근육이 단련되어 있는 사람은 아프지 않고, 단련되지 않은 사람은 아픈 것입니다.

　허리 주변 근육을 단련하는 방법은 많이 걷고, 달리고, 등산, 자전거 타기, 윗몸일으키기, 철봉, 평행봉 등이 있습니다. 이렇게 간단한 사실을 몰라 수십 년간 병원을 다니고, 수많은 시간 공포와 불안 속에서 살아온 저 자신의 무지함이 너무나 원망스러웠습니다. 저는 중력의 이치를 깨닫고 나서 지금은 설악산 등을 마음대로 등산하며 세상살이가 훨씬 편해졌습니다.

정확한 기억은 없지만 제가 뉴턴의 만유인력을 배울 때는 사과가 땅으로 떨어지는 걸 예로 들어 설명하였는데, 중학교 1학년 과학 교과서를 보니 뉴턴의 언급 없이 중력을 설명하였더군요. 비나 눈이 하늘에서 땅으로 떨어지는 것을 예로 들어 제시하였는데, 사과를 예로 들어 설명한 것보다 이해가 빠르고 적절한 설명이라고 생각되어 요즘 젊은이들이 옛날 사람들보다 머리가 더 좋은 것 같은 생각이 들었습니다.

하늘에서 비가 땅으로 떨어진다는 것은 중력의 이치를 말하는 것이고, 떨어진 물은 차가워지면 단단하게 얼고, 얼음은 뜨거워지면 녹는다는 것은 운동을 하지 않으면 우리 몸은 차가워져서 혈관이 수축되고 근육이 뭉쳐서 섬유 근육통·오십견 등이 발생하고 허리가 더 아프게 되며, 얼음은 뜨거워지면 녹는다는 것은 운동을 하여 몸에 열이 나서 땀을 흘리게 되면 뭉친 근육이 이완되어 질병에서 멀어지게 되는 것으로 생각되어 '비'를 예로 든 것은 적절하다고 생각됩니다.

비가 땅으로 떨어지는 것을 보고 두 물체 간에는 직선으로 중력이 작용한다는 사실을 학생들이 충분히 이해하였다면 척추측만증으로 허리가 휜 학생이 없어야 할 것입니다. 이 원리를 충분히 이해하였다면 척추측만증이 있는 학생이 철봉에 매달리거나 거꾸로 매달리는 박쥐자세를 취하면 휜 허리가 펴진다는 사실을 알았을 것이므로 허리 병으로 고생하는 학생은 없어야 할 것입니다.

그런데 TV를 보면, 우리나라 청소년들의 약 10%가 척추가 휘는 등 척추 질환을 많이 가지고 있다는 보도를 볼 때 참으로 과학 선생님들과 학생들 모두가 중력을 제대로 이해하지 못하였다는 것을 방증하는 하나의 사례가 아닐까 생각합니다.

너무나 어리석고, 물리학을 전공한 사람도 아닌 제가 감히 과학 선생님께 건의를 합니다. 즉, 위에서 언급한 중학교 교재의 중력 부분에서 비를 예로 들어 설명하는 것도 좋지만, 인간의 몸을 예로 들어 설명해 주시기 바랍니다.

사과가 땅으로 떨어지고, 비도, 야구공도, 모든 물체는 땅으로 떨어진다고 설명하며 이는 지구가 모든 물체를 잡아당기는 힘에 의하여 떨어진다고 예를 들어 설명하는 것도 좋지만, 인간의 몸을 예로 들어 설명한다면 선생님한테서 수업을 받은 학생들은 장차 목·허리 등이 아파서 고생하지 않고 모두가 건강하여 활기차게 생활하게 될 것입니다.

그러므로 과학 선생님께서 철봉에 매달려 보거나 거꾸로 매달리는 박쥐자세를 해 보시고 나서 몸에 어떤 변화가 일어나는지를 직접 체험해 보신다면 훨씬 더 살아 있는 지식을 학생들에게 제공할 수 있지 않을까 생각합니다.

또 하나는 침몰하는 배를 예로 들어, "배가 사고를 당하면 배는 왜 바다 밑으로 가라앉게 될까? 이럴 때는 어떻게 해야 할까?"라는 식의 사례를 가지고 실생활에 응용할 수 있도록 중력을 가르친다면 3면이 바다인 이 나라에서 해양 사고 발생 시 희생자를 지금보다는 더 줄일 수 있을 것으로 생각합니다.

선생님의 후학을 위한 노고에 다시 한번 경의를 표하며, 선생님께서 하시고자 하는 일마다 신의 가호로 만사 형통하시기를 두 손 모아 빕니다.

명절 때 음식 장만하느라
고생하는 며느리를 위한
허리 건강법

　결혼하기 전에는 별로 음식을 준비해 본 적이 없는 젊은 며느리가 시집에 와서 어른들 눈치 보며 몇 시간씩 앉아서 음식을 준비하는 것은 참으로 고통스러울 것입니다.
　허리·무릎·어깨가 아프고, 손발에 쥐가 나는 등 참기 어려운 고통이 뒤따르는 경우가 많습니다. 자기 집에서 일을 하다가 힘들면 잠시 누워 쉬었다가 하면 되지만, 시집에서는 그것도 쉽지가 않습니다.
　이럴 경우 피로를 쉽게 푸는 간단한 방법을 알려 드립니다. 요새는 대부분 아파트 생활을 하고 있으므로 세면장 입구에 쇠막대(인터넷에서 12,000원 상당에 판매한다고 함.)를 설치하고 허리가 불편하다고 느낄 때 단 10초만 매달리면 상체에 의하여 눌렸던 허리뼈가 쭉 펴지므로, 곧 통증이 사라지고 피로가 풀립니다.

더욱더 효과적인 것은 윗몸일으키기 하는 운동기구를 설치하여 다리는 위로, 상체는 아래로 하여 2분 정도만 누워 있어도 눌린 허리와 목뼈가 쭉 펴지게 되고, 반중력(Anti-gravity) 상태가 되어 몸이 이완되어 피로가 빨리 풀리며, 몸을 축 늘어뜨린 다음에 고개만 약간 들고 윗몸일으키기 10회 정도를 자신의 체력에 맞게 해 주면 음식을 준비하면서 허리·목·어깨 통증으로 인하여 짜증날 정도로 고생하는 일은 없을 것입니다.

쇠막대나 윗몸일으키기를 하는 운동기구를 미처 준비하지 못했다면 방바닥에 누워 무릎을 세우고 만세를 부른다는 생각으로 팔을 쭉 뻗으면 허리뼈가 제자리로 들어가게 되어 피로가 쉽게 풀립니다. 무릎을 세운 상태에서 윗몸일으키기 동작 10회 정도만 해도 좋고, 다시 두 다리를 들어 올렸다 내렸다 하는 동작도 복근을 단련하는 동작으로, 허리 건강에 좋은 운동입니다.

또, 허리가 불편하다는 느낌이 들 때 발뒷꿈치를 들고 앞꿈치로만 제자리에 서서 팔을 휘두르면서 걸으면 혈액순환이 잘 되어 온몸이 시원해짐을 느끼며 불편함이 해소될 것입니다. 특히 이 동작은 척추전방전위증으로 고생하는 분에게는 아주 좋습니다. 음식을 준비하면서 중간에 30분 정도씩 수회 휴식시간을 갖고 일을 하면 더 좋을 듯합니다.

위와 같이 운동할 수 있도록 준비해 둔다면 명절 때 시댁에 가서 음식 준비하는 것이 그리 지겹지 않고, 집에 돌아와서 남편과 살겠다 못살겠다 하면서 싸우는 일은 줄어들지 않을까 생각합니다.

제가 어떤 책을 읽어 보니, 다음과 같이 적혀 있는 것을 보았습니다.

요통은 주부에게 많이 발생한다. 식사 준비나 설거지 등을 위해 하루 평균 5시간 정도를 주방에서 보내기 때문이다. 특히 명절 기간은 음식을 준비하고, 차리고, 설거지하는 것을 반복해야 하므로 요통이 쉽게 유발된다. 대부분의 주방은 주부들이 노동을 하기에 좋은 공간이 아니다……. 가정주부의 경우 하루 운동량과 매일 쓰는 근육이 정해져 있어 하루 한 차례씩 전신체조를 하거나 수영·걷기 운동 등을 해 줘야 한다.

허리 통증의 원인은 말하지 않고 마치 주방에서 일을 하고, 또한 명절 음식을 준비하느라 고생해서 허리 통증이 발생하는 것처럼 되어 있어 저는 전혀 동의하지 않습니다. 가정주부가 음식을 준비하지 않고 누가 할 것이며, 명절 때 음식을 가족이 준비하지 않으면 누가 할 수 있을까요?

평소 운동 부족으로 허리 주변 근육이 약해져서 허리가 아픈 것이며, 명절 때 거의 하루 종일 음식을 준비하느라 너무나 피곤하게 되므로 어른들이 중간에 휴식 시간을 수회 갖도록 해 주면 걱정할 것이 없을 것입니다.

이미 허리 통증이 올 때는 체조로 쉽게 고통을 해소시킬 수는 없습니다. 철봉에 매달려야 반중력 상태가 되어 쉽게 통증이 해소됩니다. 수영은 전신운동이고 사고에 대비하는, 인간에게 참으로 중요한 운동이기는 하지만 허리 통증을 해소하기에는 너무나 많은 시간이 걸릴 것이므로 허리 통증 해소를 위해 권유할 운동은 아니라고 생각됩니다.

지게로 무거운 짐을 운반하는 분에게

서울 동대문 시장이나 남대문 시장에서 평생 동안 지게를 이용하여 무거운 짐을 운반하는 일을 업으로 하시는 분들이 있습니다. 이 분들은 무거운 짐을 운반하므로 중력에 의하여 척추뼈가 많이 눌려 있을 것입니다. 따라서 무거운 짐에 의해 눌려 있는 척추뼈를 쭉 펴 주어야 합니다. 적당한 곳에 철봉을 설치하여 매달리면 눌린 척추뼈가 쭉 펴지므로 허리가 좋아지고 피로 회복이 빨라질 것입니다.

이들과 마찬가지로 산골짜기에서 무거운 나무를 운반하거나 시골에서 지게에 무거운 농작물을 지고 운반하는 농부들도 마찬가지로 척추뼈가 많이 눌려 있을 것입니다. 이렇게 눌려 있는 척추뼈를 쭉 펴 주기 위해서는 주변에 있는 철봉에 매달리면 좋습니다. 시골의 경우 꼭 철봉이 아니더라도 나뭇가지를 이용하는 등의 방법을 생각해 볼 수도 있을 것입니다.

수년 전에 저희 사무실에 어떤 분이 허리가 아프다고 오셨는데 걸음을 잘 걸을 수 없다고 하면서 승용차를 직접 운전하고 왔습니다. 저는 걸어 다니지 않고 차를 타고 다니면 허리가 더 빨리 약해진다고 하였더니 그분은 허리가 아파서 도저히 걸을 수가 없다고 하였습니다.

저는 그분이 가지고 온 진단서를 살펴보았더니, 저보다 디스크 증상이 훨씬 심하였습니다. 어떤 직업에 종사하여 이런 일이 생겼을까 생각이 들어 직업을 물어보았더니, "나도 자존심이 있는데 직업을 다 물어본다."며 버럭 화를 내기에 더 이상 묻지를 못하였습니다.

결국 저는 그분에게 시간을 내서 자주 철봉에 매달리거나 윗몸일으키기 기구에 상체는 아래로, 하체는 위로 하여 몸을 축 늘어뜨리는 동작으로 휴식을 자주 취하고, 그 상태에서 윗몸일으키기를 하면 통증이 완화될 것이라고 하였습니다.

그분이 돌아가신 후에 어떤 직업에 종사하였을까 생각해 보니, 혹시 시장에서 매일 지게로 무거운 짐을 운반하는 분이 아닐까 싶어 이 글을 쓰게 되었습니다.

식당 직원과의 대화

저는 주말이면 대개 이천에 있는 밭에 가서 농사일을 합니다. 더 나이가 들면 결국 갈 곳은 내가 어려서 놀던 시골이기에 농사를 지으며 사는 것이 가장 바람직한 일이라고 생각을 하였습니다. 농사일을 한다는 것은 자급자족하는 것이고, 밭에서 흙을 밟고 일을 하면 건강에도 좋을 것이라는 이유에서입니다. 흙을 밟고 일을 한다는 것은, 흙은 시멘트 도로와 달리 충격을 주지 않아 관절이 상할 염려가 적고, 일을 하다가 지치면 철봉이나 평행봉에 매달려 잠시 운동을 하고 나서 심어 놓은 토마토나 참외를 한 개 먹으면 피로가 확 풀리니, 여간 만족스러운 것이 아닙니다.

일을 하고 나서 점심은 태평리 소재 어느 중국식 식당에서 하는데, 자주 이용하다 보니 지금은 그 식당 직원들과는 아주 친근한 사이가 되었습니다. 몇 달 전에도 밭에서 일을 하다가 식당에 가서 식사를 하고 있는데, 직원 한 명이 인터넷에서 저를 보았다고 하며

〈대한허리튼튼연구원〉 카페지기가 맞느냐고 하였습니다. 그렇다고 하였더니, 왜 허리가 아프냐고 물으면서 우리 몸이 누르니까 아픈 것이 맞느냐며 재차 묻기에 잘 알고 있다고 하였습니다.

몸이 눌러서 아프니까 체중을 줄이라고 남편에게 말해도 체중 줄이기는 어렵다며 전혀 노력하지 않는다고 불만이었습니다. 남편의 직장이 집에서 얼마나 먼 곳에 위치하고 있느냐고 물으니, 3km 정도 떨어진 곳이라고 하여 억지로 걷기가 힘들면 집에서 직장까지 걸어서 출퇴근하면 자연스럽게 걷게 되어 운동이 되고 체중도 자연적으로 줄어들게 된다고 하였더니, 자동차만 타고 다니려고 하여 걱정이라고 하였습니다.

그분은 걸으면 체중도 줄어들지만 또 어디가 좋아지느냐고 물었습니다. 걸어 다니면 허리 주변 근육이 튼튼해져서 허리가 아프지 않게 되고, 다리·무릎 근육도 좋아지고 혈액순환이 잘 되어 몸 전체가 좋아진다고 하였습니다. 무릎 인공관절 수술을 한 사람도 걸어도 되느냐고 하여 인공관절 수술을 하였으므로 무릎관절 주위에 있는 근육을 걸어서 더욱 단련시켜야 된다고 하였더니, 그날 저녁부터 남편 손 잡고 동네에 있는 학교 운동장을 걸어서 남편 허리를 꼭 튼튼하게 하겠다고 다짐하였습니다.

또 그 직원은 식당에서 무거운 물건을 들면 허리가 나빠지는 것이냐고 물어 그런 것은 아니라고 하였습니다. 갑자기 무거운 것을 들면 무리가 오지만 가벼운 것부터 시작하여 점차적으로 무거운 것을 들면 오히려 허리가 튼튼해지는 것이라고 하였습니다.

장미란 역도 선수를 생각해 보라고 하였습니다. 처음부터 엄청난 무게를 들어올린 것은 아니고 점차적으로 무거운 것을 들어올리면서 몸을 단련하여 마침내 세계적으로 유명한 선수가 되어 대한민국을 빛낸 젊은이가 된 것이라고 하였습니다.

 허리를 쉽게 단련하는 동작을 물어서 식당에 손님이 없는 틈을 타서 직접 시범을 보여 주었습니다. 방에 누워서 두 다리를 들었다 내렸다 하는 동작을 처음에는 8회 정도 하다가 차츰 회수를 늘려나가고, 식당의 적당한 장소에 철봉을 설치하고 가끔 한번씩 매달리면 좋다고 하였습니다.

 식당에서 일하시는 아주머니도 자신의 몸이 눌러서 허리가 아픈 것을 알고 있는데, 저는 20여 년간 허리가 왜 아픈지도 모르고 엄청난 고생을 하고 허리가 철저하게 망가지고 나서야 비로소 알게 되었으니, 자신의 무지함이 너무나 부끄러웠습니다.

망망대해에서 고기잡이를 하는
원양어선 선원에게

원양어선을 타고 망망대해에서 고기잡이를 하는 선원들과 거친 파도를 헤치며 조국의 바다를 수호하는 해군 장병들은 참으로 노고가 많으리라 믿습니다.

육지에서 일을 하다가 힘들면 철봉에 매달리거나 거꾸로 매달려 눌린 허리뼈를 쭉 펴 주면 순간 피로가 회복되지만, 바다에서는 파도에 배가 흔들려 운동하기가 쉽지 않을 것입니다.

얼마 전 〈인간극장〉을 시청하였는데, 울릉도가 고향이라는 최 모 선장은 오른쪽 손목이 손실되었음에도 선장 업무를 수행하는 모습이 너무나 자랑스러웠습니다. 최 선장님은 이미 디스크 수술을 한 번 받았다고 하였으며 병원에 찾아가서 진료를 받았는데, 아직 이상이 없다는 의사의 말에 안심하고 나오는 모습이 방송되었습니다. 그러나 어떻게 운동을 해야 허리 통증으로부터 벗어날 수 있다는 말

쓸이 없어 아쉬웠습니다.

 최 선장님은 이미 오른쪽 손목 일부가 손실되어 몸의 균형을 유지하기가 어려워 다른 분에 비해 허리 통증이 쉽게 발생할 수 있습니다. 이를 예방하기 위해서는 어선의 적당한 곳에 윗몸일으키기 운동기구를 설치하여 두 다리를 기구의 위로, 상체를 아래로 축 늘어뜨려 중력으로 인하여 눌린 허리뼈를 쭉 펴 주고, 그 상태에서 윗몸일으키기 운동을 하면 복근이 단련되어 허리 통증에서 쉽게 벗어날 수 있을 것입니다.

 집에서 생활을 할 때도 마찬가지로 윗몸일으키기 운동기구를 설치하여 수시로 위와 같은 운동을 하면 한 쪽 손목이 손실되어 균형을 잃기 쉬운 체형을 바르게 교정함과 아울러, 허리가 아주 튼튼하게 단련되어 별 불편함 없이 생활할 수 있을 것입니다.

 위와 같은 운동을 하실 때에는 처음에는 1분 정도부터 시작하여 점차로 늘려야 합니다. 갑자기 많이 하면 부작용이 있을 수 있으니 주의해야 합니다.

검도를 하는 분에게

검도를 하는 사람들은 단단한 마룻바닥에서 항상 뛰면서 운동을 합니다. 농구나 배구를 하는 사람들도 항상 뛰면서 운동을 하는데, 이분들은 평소 헬스장에서 기구를 이용하여 근육을 단련시키는 여러 가지 운동을 합니다. 그러나 검도를 하는 사람들은 운동 자체의 특성상 대단한 민첩성을 요하기 때문에 기구운동은 거의 하지 않는 경향이 있습니다.

주위를 살펴보니, 검도를 오랜 기간 한 사람들 중에서 몇 분의 사범이 디스크 수술을 받은 것을 알게 되었습니다. 그래서 저는 검도를 하면 허리 건강에 안 좋은 것으로 알고 검도를 중단하였습니다.

그러나 허리 통증의 원인이 자신의 몸이 누르는 중력 때문이라는 사실을 이해하고 난 후에는 검도를 하고 나면 철봉·평행봉에 매달리는 운동을 하거나 윗몸일으키기 운동기구에 하체는 위로, 상체는 아래로 하여 몸을 축 늘어지게 하고, 그 상태에서 윗몸일으키기를 합니다. 이렇게 하면 검도를 하더라도 허리 디스크 등에 걸릴 염려는 전혀 없다는 것을 알게 되었습니다.

지난날 검도를 같이 했던 후배에게 지금도 하는지 물었더니 20년 동안 검도를 꾸준히 해 왔으며, 그 결과 현재 5단이라고 하였습니다. 그러면서 검도를 오래 하다 보니 허리가 안 좋아서 집에 거꾸리를 비치해 두고 아침저녁으로 10분 정도씩 눌린 허리뼈를 펴 주었더니, 아직까지는 허리뼈로 인한 어떤 불편함도 없다고 하였습니다.

이 후배처럼 검도를 하는 분들은 꼭 철봉에 매달리거나 거꾸로 매달리는 동작을 하여 자신의 몸이 누르는 허리뼈를 펴 주는 것이 좋습니다. 그러면 허리 질병으로 인한 통증으로부터 벗어나 언제까지고 건강하게 오래오래 생활할 수 있다고 생각합니다.

자녀를 체형이 날씬한
미남 미녀로 키우는 법

　우리 몸의 겉모습인 체형(몸매)은 외관상 날씬하게 유지하는 것이 보기에도 좋고 건강에도 좋습니다. 체형이 바르지 않고 한쪽으로 기울어져 있거나 비만하여 뚱뚱하다면 외관상으로도 좋지 않을 뿐 아니라 그 안에 있는 뼈, 장기 등이 제자리에서 어긋나 있거나 눌려서 제 기능을 완전하게 발휘하지 못해 건강에 나쁜 영향을 미치게 됩니다.

　전에는 체형이 나빠지는 직접적인 원인이 자세가 나빠서인 줄 알았는데, 자세는 약간의 영향을 미칠 뿐 가장 큰 원인은 '중력'이었습니다. 대기의 압력과 자신의 체중이 누르는 압력, 즉 중력을 허리뼈가 감당하지 못하여 옆으로 밀려나서 휘어지거나 어긋나서 체형이 아름답지 못하게 된다는 것을 제 몸을 가지고 수없이 실험하여 경험으로 알게 되었습니다.

어떠한 자세를 취하더라도 꾸준히 운동하여 허리뼈 주변 근육을 단련하지 않으면 중력에 의하여 뼈가 어긋나서 날씬한 체형을 유지하기 어렵습니다.

체형을 날씬하게 하기 위한 가장 좋은 운동은 많이 걷고, 달리고, 뛰고, 철봉에 매달리는 것입니다. 이 운동들은 뼈와 근육을 단련시켜 아름다운 체형을 유지하고, 또한 심장·폐 등이 발달되어 활기차게 생활할 수 있습니다.

공부를 하거나 일을 하다가 휴식을 취할 때도 철봉에 매달리거나 아니면 45° 정도 기울어진 운동기구에 다리를 위로, 상체를 아래로 하여 몸을 늘어뜨리면 상체의 압력에 의하여 눌린 우리 몸을 쭉 펴주게 되어 피로가 빨리 회복되고 체형도 날씬하게 됩니다. 그 상태에서 윗몸일으키기를 하면 허리 병을 예방 및 교정할 수 있습니다.

많이 걷고, 달리고, 매달리면 체형이 날씬해지니 자녀들은 매사에 자신감을 가지고 생활할 수 있습니다. 여기에 추가하여 깨끗하고, 건강하고, 진실한 모습으로 생활한다면 장래가 촉망되는 자녀가 될 것이 분명합니다.

휠체어를 밀고 지하철 타는 남편

　수년 전 어느 날, 오대산을 등산하고 진부에서 동서울까지 버스로 이동을 한 다음, 다시 지하철을 타고 가다가 목격한 장면입니다. 남편으로 보이는 60대 후반의 남자는 풀이 죽은 모습으로 휠체어를 밀고 지하철에 탔으며, 부인으로 보이는 휠체어를 탄 아주머니는 아주 당당한 모습으로 앉아 있었습니다. 지하철 한쪽 구석에 죄인처럼 웅크리고 앉아 있는 남편으로 보이는 분과는 다르게 아주머니는 아주 자신만만한 표정이었습니다.
　남편은 훤칠한 키에 건강 관리를 잘 하여 아주 건강하게 보였습니다. 그러나 자기 가족의 건강 관리를 잘못한 데 대하여 가장으로서 많은 책임감을 느끼고 있는지 침통한 표정이었습니다.
　아주머니를 옆에서 보았는데, 화장을 곱게 했지만 몸이 비대하여 건강이 나쁠 것이라는 생각이 들었습니다. 그런데 그 아주머니는 겉모습으로 미루어 볼 때 건강을 되찾아 활기차게 걸으려고 하는 생각은 없어 보여 안타깝게 느껴졌습니다. 남편의 겉모습으로 봐서는 아내가 휠체어를 탄 지는 오래된 것 같지 않았습니다.

겉으로 보이는 아주머니의 건강 상태는 비만한 것을 제외하고는 그리 심한 것 같지는 않았습니다. 외출을 할 때는 휠체어를 타지만 일단 귀가하면 집에서는 소처럼 네 발로 방 안을 걸어 다니거나 줄을 매달아 붙잡고 걷기, 발 차기, 고정 자전거 타기 등 나름대로 땀을 흘리며 운동을 한다면 머지않아 정상인으로 복귀할 수도 있을 것이라는 생각이 들었습니다.

수년 전에 신문에서 읽었는데, 미국에서 어떤 분이 휠체어를 타고 가다가 자동차가 들이받아서 휠체어 따로 사람 따로 길가에 나가 떨어졌는데, 그 사람은 그때 바로 일어나서 거짓말처럼 당당히 걸어갔다는 것입니다. 단번에 그렇게까지 바라는 것은 무리이겠지만 내가 할 수 있는 데까지는 최선의 노력을 하는 것이 인간의 도리가 아닐까요?

친구의 부인들은 모두 건강하여 당당히 걸어가는데, 자신의 처만 휠체어를 타고 그것도 남편이 밀고 다닌다면 좋아할 남편이, 그리고 좋아할 자식들이 있을까요?

한번 잘못하여 휠체어를 타게 된 것은 어쩔 수 없다고 하더라도 휠체이를 집어던지고 정상인으로 생활하려고 하는 노력을 포기했다면 그것은 올바른 태도가 아닐 것입니다.

이렇게 생각해 보면 어떨까요? '만약 신이 있다면 신이 나를 선택하여 휠체어를 탈 수밖에 없는 환경을 만들어 주었다. 비록 오늘은 휠체어를 탔지만 운동을 하여 휠체어를 집어던지고 정상인처럼 당당하게 걸어갈 수 있는 방법을 알아내서 나도 정상인으로 생활하고 나처럼 휠체어를 타고 불편하게 다니는 사람들에게 정상인으로 활동할 수 있는 방법을 기필코 알려 주어 많은 사람들에게 희망을 줄 때까지 운동을 하겠노라.'

그렇게 할지 못 할지는 아무도 모릅니다. 다만 되는 날까지 불퇴전의 용기와 지칠 줄 모르는 끈기를 가지고 운동해 보시기를 마음속으로 빌었습니다.

제가 이렇게 생각하는 이유는 10여 년 전 강남의 어느 병원에 갔을 때 당시는 척추전방전위로 7mm가 어긋나 있을 때였는데, 의사가 말하기를 7mm가 어긋나 있는 중환자여서 자신은 어떠한 도움을 줄 수 없다고 하며 등산은 하지 말라고 했습니다. 지금 생각해 보면 그 의사는 허리가 아파 본 경험이 없어 그런 것 같았습니다. 누구의 말이 옳은지 그른지는 본인이 해 보는 것 외에 다른 방법이 없을 것입니다. 눌러서 마비가 되었다면 펴 주면 해결이 될 것입니다.

몸을 뒤뚱거리거나
다리가 40~50° 정도 비틀려서
걷는 분에게

　어느 모임이든 몹시 지친 표정을 하고 오면 좋아하는 친구는 아무도 없습니다. 옆집 아저씨는 건강하여 활기차게 일을 하는데, 자신의 아버지는 얼굴을 찡그리며 맥이 빠진 모습이거나 다리를 절뚝거리고 걷는다면 좋아할 자식은 아무도 없을 것입니다.
　그러나 친구도, 자식도 활기찬 모습이 아닌 지친 표정을 하면 좋아하지 않는다는 사실을 잘 모르고 있는 경우가 의외로 많습니다.
　저도 지난날 허리가 아파서 힘든 표정을 지으면 제 처가 몹시도 불편하게 느껴 한편으로는 야속한 생각이 들기도 하였습니다. 그러나 건강한 것이 정상인가 자신의 몸을 제대로 관리하지 못하여 활기차게 일하지 못하고 가족들에게 걱정을 주고 이웃에게 불편을 주는 것이 정상인가는 조금만 생각하면 아무리 바보라도 알 수 있을 것입니다.
　원인이야 어찌되었던 간에 모든 물체는 직선으로 중력이 작용한다는 사실을 이해한다면 뒤뚱거리거나 절뚝거리며 걷는 것을 교정하는 것은 그리 어려운 일은 아니라고 생각합니다.

어떤 사람은 태어날 때부터 다리가 비틀어져 있어서 안 된다고 하는 사람도 있습니다. 그러면 가난한 집에서 태어났다면 죽을 때까지 가난하게 살아야 하는 건가요? 부잣집에서 태어났다면 일을 안 해도 평생 부자로 살 수 있을까요? 변명에 지나지 않습니다.

시간 나는 대로 매달리고, 걷고, 발 차기 등을 하고 집에서는 거꾸리에 발목을 끼우고 상체는 아래로, 하체는 위로 매달리면 직선으로 중력이 작용하기 때문에 몸이 교정될 것입니다. 쉽게는 교정되지 않겠지만 더 이상 진행되지 않을 것이고, 계속하면 언젠가는 좋아질 것이 명백합니다. 적어도 하루에 2시간 이상씩만 운동을 한다면 반드시 효과가 있을 것입니다. 그러나 실제로 1시간이라도 운동을 하는 사람들이 있을까요? 왜 남처럼 활기차게 행동하려는 노력을 포기할까요?

노력을 하다 보면 언젠가는 정상인으로 돌아올지도 모릅니다. 그때가 언제인지는 아무도 모릅니다. 다만 열심히 노력하면 더 이상 나쁜 쪽으로 진행되지 않을 것이며, 설사 내 생전에 남처럼 활기차게 걸어갈 수 있는 날이 올지 안 올지는 모른다 해도 노력하는 것이 인간의 도리가 아닐까요? 지치고 힘든 표정으로 집에 돌아가면 집에서 좋아할 가족은 아무도 없습니다. 그 사실을 단지 본인만 모릅니다. 왜 모를까요? "거지도 3일만 하면 직업이 된다."는 일본 속담이 있다고 합니다. 3일만 지나면 어느새 습관이 되어 대부분 사람들은 부끄러운 줄을 모른다고 합니다.

〈대한허리튼튼연구원〉 카페의 회원들이라도 자신의 몸을 운동으로 부지런히 단련하여 가족과 이웃에게 정신적인 부담을 주지 말고 당당하게 걸어가는 그날까지, 마라톤을 할 수 있는 그날까지 최선의 노력을 다하길 바랍니다.

외모와 허리 건강

　제가 건강이나 사람의 몸에 대해서 관심이 없을 때에는 체형이 날씬하여 멋있게 보이는 사람은 어머니 뱃속에서 나올 때부터 정해진 것이니, 자신의 힘으로는 멋있게 만들 수 없는 것으로 알았습니다. 그런데 불교에서 말하는 "영원한 것은 없고, 모든 것은 매 순간마다 변한다."는 사실을 알고 난 후 외모도 멋있게 할 수 있다는 것을 깨닫게 되었습니다.

　현대인들은 외모에 대하여 굉장히 집착하고 있는 것이 사실입니다. 잘생긴 외모가 때로는 삶에 크나큰 영향을 미치고 자신감과도 직결된다는 생각 때문입니다. 이처럼 외모를 중시하는 사회 환경에 익숙해지다 보니 자신도 모르게 사람을 대할 때는 행동보다는 외모를 보고 판단하게 되는 경우가 많습니다.

　"그림 한 장이 천 마디 말보다 가치가 있다."는 서양 속담이 있다고 합니다. 그러나 이 속담은 100년 전쯤 어느 광고회사가 만든 광고 문구라고 합니다.

　현대인들은 너무 바빠서 사람이나 물건 또는 어떤 아이디어도 그것을 알기 위해 차분히 앉아서 배우고 듣는 시간이 없다고 생각합니다. 가능한 한 짧은 시간에 많은 정보를 얻기를 원합니다. 그러다 보니 한번에 이해되도록 가공된 이미지들을 점점 더 선호하게 되었습니다. 더구나 통신 매체의 발달로 크게 중요한 일이 아니면 사람을 만날 필요조차 없어졌습니다.

　우리들의 모습 외모, 즉 자신의 이미지를 정성스럽게 가꾸는 것도 아마 더 효과적으로 자신의 존재를 알려 자신이 원하는 쪽으로 세상과 소통하기 바라는 마음의 발로일 것입니다.

　우리가 알아야 할 것은, 연예인들의 외모는 직업을 위해 꼭 필요한 기능 중 하나라는 것입니다. 연예인들의 외모는 동경의 대상일 뿐 일반적인 미의 기준은 아니라는 사실입니다.

　연예인을 닮고 싶은 사람이 있다면 그에게 묻고 싶습니다. "만약 연예인처럼 예쁘고 잘생긴 것도 아니고 시간적 여유나 돈이 없다면 어떻게 할 것인가? 볼품없는 외모 때문에 소외당했다는 우울한 생각으로 세상을 살 것인가?" 누구도 연예인처럼 살 수는 없습니다. 미국 남성의 25%, 여성은 2% 정도만이 노력하면 연예인처럼 행동할 수 있으나 대다수의 사람들은 그렇지 못한 신체 구조를 가지고 있다고 합니다.

　구름이 뭉쳐 있는 동안 다양한 모습으로 변하며 흘러가듯 우리 외모도 아무리 가꾸어도 순간마다 변하고, 삶도 순간마다 변하면서 모습을 달리합니다. 그러면 우리의 겉모습은 의미가 없다는 것인가요? 전혀 그렇지 않습니다.

　우리의 겉모습 외모는 허리의 건강과 아주 직접적으로 연결되어 있습니다. 우리의 겉모습, 즉 몸이 앞으로 굽어 있거나 옆으로 또는 뒤로 어긋나 있으면 허리 건강에 아주 좋지 않습니다. 그러므로 항상 많이 걷고, 달리고, 매달리면 몸이 날씬하여 보기에도 좋고 건강에도 아주 좋습니다.

　요즘 외모를 중시하는 젊은이에게 부탁하고자 합니다. 자신의 외모 관리에 신경을 쓰듯이 고향에 계시는 허리가 굽어 고생하시는 늙으신 부모님을 위하여 싯업 벤치(Sit-up bench)를 선물로 사드리면 좋을 듯합니다.

　고향에 계시는 부모님이 윗몸일으키기 운동기구 싯업 벤치(Sit-up bench)를 이용하여 운동을 하신다면 몸의 체형이 교정되고 건강하게 될 것입니다. 그러면 넘어질 염려도 없고 활기차게 생활하시게 될 것입니다. 부모님의 건강과 보기 좋은 외모를 위하여 윗몸일으키기 운동기구를 준비해 드리면 어떨까요? 윗몸일으키기 운동기구는 체형을 바르게 하여 건강한 삶으로 안내할 것입니다.

젊은 시절, 수만 km를 걸어 다녀서
허리가 아프다는 이야기를 시청하고 나서

    젊은 시절 독일에서 힘들게 일했던 가족들이 지금은 한국의 어느 농촌에서 생활하는 분들의 이야기를 얼마 전 TV에서 시청한 바 있습니다.

    85세 된 아주머니는 젊은 시절 독일에서 수만 km를 걸어 다녔기 때문에 허리, 무릎, 다리 등이 아프다고 하였습니다. 그래서 따님은 자신의 어머니를 위하는 마음으로 움직이지 말고 침대에 편안하게 누워 있기만 하래도 어머니가 움직이기 때문에 더 아플 것이라고 하였습니다. 그러고는 어머니의 다리를 밧줄로 묶어 둘 수도 없는 노릇이라고 걱정하면서 어머니의 발을 주물러 주는 광경을 본 일이 있습니다.

    발이 시릴 경우, 누군가가 손으로 주물러 줘서 해결되지 않습니다. 이때에는 까치발 자세로 무릎을 꿇고 앉아 있거나 나이가 들어 무릎 꿇고 앉기가 어려울 경우에는 양동이에 따뜻한 물을 담아 놓고 의자에 앉아 발을 온수에 5분 정도만 담그고 있어도 따뜻해지고 혈액순환이 잘 되어 활기차게 됩니다. 따뜻한 물이 없으면 찬물에 담가도 시원해지는 것을 느낄 수 있습니다. 일부러 돈을 주고 그릇을 살 필요는 없고, 집에 있는 적당한 그릇을 사용하면 됩니다.

젊은 시절 수만 km를 걸어 다녔기 때문에 아픈 것이 아니라 그 때문에 더 건강한 것입니다. 지금도 계속하여 적당히 걸어 다니면 더 건강해질 것입니다. 그러나 하루 종일 침대에만 누워 있으면 허리, 무릎뿐만 아니라 심장, 폐 등 모든 신체 기관은 더 나빠지게 되며, 결국은 더 고통당하게 될 것입니다. 인간은 식물이 아니므로 침대에 누워만 있으면 멀쩡한 사람도 곧 중환자가 된다는 사실을 알아야 합니다.

앞에 언급한 TV 프로그램을 시청한 분들이 침대에 편안하게 누워 있으면 더 좋아지는 것으로 잘못 알까 염려스러워 한 줄 적습니다. 허리가 아픈 분들은 아침에 자고 일어나면 더 아프고, 낮보다는 밤에, 평일보다는 휴일날 더 아픕니다. 그 이유는 몸을 조금 움직이므로 혈액순환이 잘 되지 않고, 신체가 단련되지 않아 더 아프게 되는 것입니다.

여유가 있는 분은 집안에 고정 자전거를 두어 10분 정도만 타면 발 시린 증상은 곧 사라집니다. 추운 날 밖에 나갈 때도 집 안에서 자전거를 10분 정도만 타고 외출하면 아주 좋습니다. 시간이 날 때마다 수시로 자전거를 타고, 자전거를 타고 난 후에는 철봉에 10초 정도라도 매달리면 허리가 쭉 펴져서 아주 시원함을 느끼게 됩니다.

문제는 자녀들이 운동 부족과 중력 때문에 건강이 나빠진다는 사실을 모른 채 부모를 위한다는 심정으로 움직이지 못하게 해서 몸이 더 나빠지게 되는 것입니다.

부모님을 진정으로 위하는 길은 시간이 날 때마다 부모님 손을 잡고 학교 운동장이나 흙길을 함께 걷는 것입니다. 이렇게 하면 근육이 단련되고 혈액순환이 잘 되어 더욱 건강해집니다. 가능하면 흙길을 걷는 것이 좋습니다. 시멘트 길을 걸으면 충격을 흡수하지 못하여 무릎이 불편해질 수 있습니다.

걷다가 힘들면 쉬고, 피로가 회복되면 다시 걸으면 됩니다. 한꺼번에 너무 많이 걷지 말고 운동량을 조금씩 늘리는 것이 좋습니다. 걸은 다음에는 철봉에 매달리면 중력에 의하여 눌렸던 허리뼈가 쭉 펴지므로 자세가 바르게 되고, 허리와 무릎은 아주 편안해집니다. 가능하면 많이 걷거나 움직이는 것이 좋습니다. 침대에만 누워 있는 것은 건강에 좋지 않습니다.

직립보행 때문에 허리가 아프다는
프로그램을 시청하고 나서

　어느 TV 프로그램에서 한 강사는, 인간은 두 발로 직립보행을 하기 때문에 네 발로 걸어 다니는 동물보다 허리가 더 아프게 된다고 하였습니다. 두 발로 직립보행을 한다는 것은 네 발로 걸어다니는 짐승보다 자신의 체중이 누르는 중력을 더 크게 받게 되므로 허리가 더 아프다고 합니다. 이는 인간이 직립보행을 하지 않고서는 쉽게 이동할 수 없으므로 마치 허리 통증은 영원히 해결할 수 없는 것처럼 오해하기가 쉽습니다.

　허리 통증의 원인은 직립보행이 주요 원인이 아니고 자신의 체중이 누르는 중력이 주된 원인입니다. 쉽게 말해서 두개골이 눌러서 목이 아프고, 상체가 누르는 중력에 의해 허리와 무릎이 아픈 것입니다. 상체가 눌러서 아프니까 눌린 허리뼈를 펴 주면 되는 것입니다. 허리 통증에서 벗어나려면 자신의 체중이 누르는 중력을 이길 수 있도록 허리 주변 근육을 단련시키면 되는 것입니다.

두 발로 직립보행을 해서 허리가 아프다면 인간은 누구나 직립보행을 하기 때문에 모두 허리가 아파야 되겠지만, 허리 주변 근육을 단련시킨 사람은 아프지 않고, 단련시키지 않은 사람은 아프게 되는 것으로 미루어 보아 직립보행으로 인하여 네 발로 기어 다니는 동물보다 중력을 더 받으므로 그것을 이길 수 있도록 단련시키면 되는 것입니다.

허리 주변 근육을 단련시키는 운동으로는 많이 걷기, 달리기, 윗몸일으키기, 자전거 타기, 등산, 철봉, 평행봉 등이 있습니다. 이 운동으로 허리 주변 근육을 단련시키면 통증에서 벗어날 수 있습니다.

저는 허리 통증의 원인이 저 자신의 체중이 누르는 중력 때문이라는 지극히 간단한 사실을 몰라서 수십 년 동안 고생하며 바보처럼 살아왔습니다. 지금 생각하면 지난날이 너무나 부끄러울 따름입니다.

예를 들어 여자들이 쪼그리고 앉아서 집안일을 할 경우, 그 일을 마치고 나면 집 안에 있는 철봉에 단 10초만 매달려도 혹시라도 비뚤어졌을지 모를 척추뼈를 제자리로 들어가게 해 주어 허리 통증으로 고생하는 일은 없을 것입니다.

또한 상체를 뒤로 젖히는 척추 신전 운동은 척추전방전위증 환자에게는 증세를 더욱 악화시키게 되므로 금해야 됩니다. 만약 뒤로 젖히는 동작을 했을 경우에는 반드시 그 반대 동작, 즉 허리를 앞으로 숙이는 동작을 그만큼 해 주어야 합니다. 다만 척추후방전위증이 있거나 강직성 척추염으로 고생하는 분들에게는 뒤로 젖히는 동작은 좋은 운동이라고 생각합니다.

허리 전문 의사가 직립보행을 해서 허리가 아프다고 하였는데, 제 경험으로는 직립보행을 해서 허리가 아픈 것이 아니라, 오히려 직립보행을 많이 하지 않기 때문에 아프다는 것을 알았습니다. 직립보행을 하면 하체가 튼튼해지고 허리 주변 근육이 발달되어 그 결과 허리 통증이 사라지는 것을 알게 되었습니다. 직립보행을 해서 허리가 아프다면 모든 나라에서 걷기대회가 없을 터인데 수없이 많은 곳에서 걷기대회가 개최되는 것을 보면 걷는 동작은 유익한 동작임에 틀림없습니다. 걷고 난 후에는 철봉에 매달리거나 거꾸로 매달려 직립보행으로 인하여 눌린 목뼈와 허리뼈를 펴 주면 좋습니다.

저는 진단서 상으로는 극심한 디스크 증세(정상인 간격 15mm, 저는 4mm)와 척추전방전위증, 척추관 협착증이 있지만 허리 통증의 원인이 자신의 몸이 누르는 중력에 의하여 발생한다는 사실을 이해하고 난 후로는 철봉에 매달리거나 거꾸로 매달려 반중력 상태가 되도록 하고, 허리 주변 근육을 단련하여 설악산도 등산하며 지내고 있습니다. 만약 수술을 하였다면 지금 같은 활동은 어려웠을 것입니다.

허리가 아프다고 우는 것은
참으로 어리석은 일이다

　가난한 자의 울음소리는 어느 시대나 들려왔지만 아주 최근까지도 당연하게 받아들여 왔습니다. 가난은 피할 수 없는 인간 조건들 중 하나라는 것과 가난을 극복하거나 가난으로부터 최선의 것을 만들어 내는 것은 우리들 각자에게 개별적으로 떨어진 몫이라는 것이 당연하게 받아들여져 왔습니다. 가난은 자신만이 극복할 수 있는 것이며, 실제로 가난을 극복하고 큰 부자가 된 사람이 많다는 것도 알고 있습니다.

　얼마 전 TV 방송을 통해 〈인간이 피할 수 없는 고통, 목·허리 통증〉이란 프로그램을 시청한 일이 있습니다. 이 프로그램에서 어떤 의사는 목 디스크는 수술하지 않고는 절대로 못 고친다고 하였고, 또 어떤 의사는 허리 디스크 역시 수술을 하지 않고는 못 고친다고 했는데, 저는 그렇게 생각하지 않습니다. 목·허리 통증은 위에서 언급한 가난처럼 자신의 마음대로 할 수 있는 것입니다.

두개골이 눌러서 목이 아프고 자신의 상체가 누르는 중력에 의하여 허리와 무릎이 아픈 것이므로 중력을 이길 수 있는 힘을 운동을 통하여 단련시키면 누구나 목·허리 디스크의 고통에서 벗어날 수 있는 것입니다.

가난을 극복하는 것은 보통 사람들로는 대단히 어렵고 힘이 들 것입니다. 그것은 1~2년 열심히 일해서 되는 것이 아니고, 평생 동안 근면 성실하고 끈기 있게 노력해야 해결되는 것으로 저는 알고 있습니다. 그러나 약한 몸을 단련하여 튼튼하게 하는 것은 그리 많은 시간이 걸리는 것이 아닙니다. 6개월 정도만 열심히 하면 통증은 사라지고, 계속하여 꾸준히 운동하면 허리 통증에서 영원히 벗어날 수 있습니다. 그런데 왜 많은 사람들이 허리 통증으로 잠도 제대로 못 자고 신음하며 울고 있는지 참으로 안타깝습니다.

얼마 전 TV를 시청하였는데, 한 아주머니는 디스크로 허리 수술을 받기 전날 밤새워 가며 울어서 눈이 퉁퉁 부어 있는 모습이었습니다. 생활이 어려운 아들이 자신의 병원비를 내기 위해 고생하는 것을 생각하니 절로 눈물이 나서 우셨다고 하니, 참으로 안타깝습니다.

허리 병은 자신의 체중이 누르는 중력에 의하여 아픈 것입니다. 철봉에 매달리거나 윗몸일으키기, 걷기, 자전거 타기, 등산 등의 운동을 하여 단련하면 되는 것입니다.

모든 것은 자신이 만들어 낸 인과응보입니다. 꾸준하게 운동하여 허리가 아파서 밤을 새워 가며 우는 분이 없기를 바랍니다.

허리가 끊어질 것처럼 아픈데 안 아프다고 생각하면 과연 낫는 것일까?

저는 오래 전부터 허리가 아팠습니다 한 모임에서 고통스러운 표정을 하니까 친구가 하는 말이 "나는 허리가 아프지 않다. 나는 허리가 강해질 수 있다."라고 생각을 하면 안 아프다고 하면서, 아플 때 아프지 않다고 생각을 하라는 것이었습니다. 그래서 그 친구가 저를 생각해 주는 것 같아 고마운 생각이 들어 통증을 느낄 때 안 아프다고 생각했지만 아무리 그렇게 생각해도 아프기에 제가 부족한 것으로 알았습니다.

어느 날부터는 아침에 자고 일어나면, 일기장에 "나는 허리가 아프지 않다. 나도 허리가 강해질 수 있다."라고 매일처럼 일기를 쓰면서 최면을 걸었습니다. 그러나 고통은 나날이 계속되었습니다. 척추가 어긋나 신경을 눌러서 아픈 것이니, 안 아프다고 생각해도 아픈 것은 너무나 당연한 것이었습니다. 저의 가족도 제가 참을성 없어 그러는 줄 알고 아플 때 안 아프다고 생각하며 어금니를 꽉 다물면 안 아플 거라며 해 보라는 것이었습니다. 몸이 아프다고 바보 취급을 하니 더 괴로웠습니다.

남들은 허리가 아프지 않은데 왜 나만 아픈지 원인도 모르고, 원인에 대한 분석과 검증을 제대로 하지 않고 고통스럽게 사는 것을 당연하게 생각한다면 약한 몸이 강해질 수 없는 것입니다.

허리 통증의 원인은 자신의 몸이 누르는 체중, 즉 중력 때문입니다. 자신의 몸이 누르는 중력을 이길 수 있도록 몸을 운동으로 단련하면 되는 것인데, 원인도 모르고 강해질 수 있다고 아무리 생각한들 허리가 튼튼해질 리 만무였습니다.

미국의 명상 치료사 K 씨가 한 말을 신문에서 읽어 보았는데, 만성 요통환자가 허리를 도려 낼 정도로 아프다고 가정을 할 경우, 마음먹기에 달려 있다고 하며 병과 친구처럼 살라고 하는데, 이런 말은 믿지 않는 것이 좋을 듯합니다.

생겨나는 성질이 있는 모든 것은 그치는 성질이 있으므로, 어느 날 어떤 병이 발병하여 병원에 가서 못 고친다고 하였다면 스스로 자신의 몸을 살피며, 병의 원인과 치료 방법을 알아내서 고쳐야 합니다. 아픈 것을 안 아프다고 생각한다고 고통이 멈추지는 않는 법입니다.

서울고등법원의 강 모 부장판사는 성인병은 자신이 고치는 것이라고 하였으며, 하루에 최소한 2시간은 걸어야 한다고 하였습니다. 스스로 질병에서 벗어나려고 하는 노력이 부족하기 때문에 아픈 것이 분명합니다.

고타마 붓다는 "자신이 한 말도 실천해 보고 맞지 않으면 버려라."라고 하였습니다. 남이 한 말을 무조건 그대로 믿지 말고 직접 체험해 본 후, 맞으면 믿고 그렇지 않으면 다른 측면에서 살펴보는 것이 옳을 것 같습니다.

허리가 와르르 무너지는 것은 아닌지 걱정하지만
실제로 그런 일은 일어나지 않는다

우리가 생각하는 허리 건강에 대해 불안하게 생각하는 것들 중 과장되거나 근거 없는 것이 많다

어느 정형외과 의사가 쓴 책에서, 인터넷과 TV에서 쏟아져 나오는 온갖 건강 정보와 뉴스들은 사실 잘 포장된 마케팅 의도들을 숨기고 있는 수가 많은데, 현대는 인터넷 등의 발달로 이러한 마케팅을 위해 아무런 검증 없이 생성된 정보들이 넘쳐나 거의 공해 수준에 이르렀다고 주장하는 것을 읽어 본 일이 있습니다. 저도 인터넷이나 TV, 신문에서 정보를 읽고 전에는 제가 순진해서 그 정보를 제공한 분에게 편지를 보내거나 직접 찾아간 일도 있었으나 지금은 관심이 없습니다.

허리 건강에 대한 불안감의 근본적인 해결책은 꾸준한 운동과 금주, 채식 위주의 적당한 음식을 섭취하여 적정한 체중을 유지하는 것

저는 현재 척추전방전위로 13mm 정도 어긋나 있는 중환자이지만 어떤 날은 주말농장에서 10시간 이상 중노동을 해도 별 문제가 없습니다. 그러나 저도 방심하고 2~3일만 운동을 소홀히 하면 허리 통증이란 놈이 귀신처럼 알고 찾아와서 괴롭힙니다. 그러면 다시 운동을 하여 쫓아 버립니다. 허리 통증을 쫓아 버리는 방법은 꾸준히 반복해서 운동하는 것으로, 자신만이 할 수 있습니다.

얼마 전 어떤 분이 자신은 병원에서 진찰한 결과 10% 정도 허리가 어긋나 있는 척추전방전위증이 있는 사람이라고 하면서 10% 정도면 몇 mm가 어긋나 있는 것이냐, 10%가 어긋나 있는 상태에서 걷고 달리면 허리가 와르르 무너져 걸을 수도 없게 되는 것은 아니냐고 몹시 불안스러운 목소리로 전화가 왔습니다. 약 10%가 어긋나 있다면 약 5mm가 약간 넘는 정도이며, 걷고 달린다고 하여 허리가 와르르 무너져 내리는 것은 아니라고 하였습니다. 저도 처음에 7mm 정도 어긋나 있을 때 어느 병원에서 진찰을 받았는데, 의사가 등산을 하면 절대 안 된다고 하며, 하루에 30분 정도만 평지인 운동장을 사알살 걸으라고 하여 30분 정도만 걷고, 가능하면 움직이지 않고 가까운 거리도 승용차를 이용하였습니다.

그런데 좋아지기는커녕 오히려 계속 악화되어 결국에는 13mm까지 어긋나게 되었습니다. 이러한 상태에서 저는 의자에 30분도 앉아 있기가 힘들었습니다. 그래서 여기저기 자문을 구하는 과정에서 역시 운동밖에 해답이 없다는 걸 깨닫고 열심히 운동한 결과, 이제는 똑같이 13mm가 어긋나 있지만 설악산을 11시간씩 등산해도 큰 무리가 없습니다.

등산을 하면 척추전방전위증은 단련되고 교정되는 것입니다. 제 경험상 허리뼈가 1년에 약 1mm 정도씩 어긋났으나 허리 통증의 원인이 중력임을 알고 나서는 운동하면서 더 이상 진행은 없습니다. 많이 걷고, 뛰고, 달리고, 열심히 일을 하더라도 철봉에 매달리면 두 물체 간에는 직선으로 중력이 작용하므로 앞으로 밀려난 허리뼈는 제자리로 원상회복이 됩니다.

따라서 걷고 달린다고 하여 허리가 와르르 무너지는 것이 아닙니다. 열심히 운동하면 허리는 점점 튼튼해져서 고통에서 벗어날 수 있습니다. 쓸데없는 걱정은 하지 말고 좋아하는 일 열심히 하며 꾸준히 운동하기를 바랍니다.

그저 그렇고 그렇게
미련하게 살지 말고
유종의 미를 거둡시다

　현재 60에서 80대 후반 정도 되는 분들은 구한말 일제 암흑기에서 6.25 무렵 전에 출생한 분들로, 대부분 참으로 엄청난 고생을 하며 살아왔습니다. 가진 것은 가난과 절망뿐이고, 희망이란 꿈을 꾸지도 못하던 참담한 시절이었습니다.

　아주 오래 전 어느 신문을 읽어 보니, "1956년경, 유럽 어느 나라의 주간지에 분단된 나라 '남한'이라는 나라가 있는데, 그들은 행복하게 살기 위해서 태어난 자들이 아니고 고통을 당하기 위하여 태어난 자들 같다. 겨울에 양말도 제대로 신지 못하고 고무신을 신고 개울을 건너가는데, 발이 찬물에 빠져도 별로 고통스러워하지 않고 생활하는 모습을 보니, 그들은 고통을 참고 견디는 데는 명수들 같다."는 내용이었습니다. 모두 사실인 것 같습니다.

경작할 토지도 없고, 배운 것도 없고, 가진 것은 가난과 힘 없는 식구들만 많은 사람들. 남의 집에 가서 아주 적은 품삯을 받고 머슴을 살기도 하다가 무조건 상경하여 공장에서 일을 하거나 도시 빈민 근로자가 되어 모진 세월을 끈질기게 버티며, 그 와중에 결혼도 하고 집도 사며, 자식을 거의 대학까지 졸업시킨 불사조처럼 살아온 용사들이라고 해도 과언이 아닐 것입니다.

그러면 이렇게 강인한 정신은 어디서 나왔을까요? 그 당시에는 대부분 모두가 가진 것이 없으므로 남보다 더 많은 노력을 하면 잘 살 수 있을 것이라는 생각과 어떠한 일이 있더라도 자기의 자식만큼은 잘 가르쳐서 남에게 괄시받게 해서는 안 되겠다는, 자식을 지극히 사랑하는 마음이 원동력이 아니었을까 하는 생각을 해 봅니다.

그런데 그렇게 용감하고 자랑스럽게 살아온 대부분 사람들이 지난날의 강인한 정신력과 신체는 다 어디로 가고 걸음도 제대로 걷지 못하고, 온갖 병에 걸려 시달리는 걸까요? 결국에는 병원을 전전하다가 나중에는 요양원으로 팽개쳐져서 지옥 같은 곳에서 생활을 하고, 자녀들에게 경제적인 부담과 근심 걱정을 안겨 주는 처량하고 무지한 신세로 전락한 사람들도 많습니다.

왜 이런 현상이 생겼을까요? 노동을 천시하는 경향이 있고, 늙으면 아무 일도 하지 않고, 또한 운동을 하면 몸 어느 부위가 더 나빠지는 것이 아닐까 해서 겁을 먹고 움직이지 않고, 놀고 먹으면서 사는 것이 좋은 것으로 잘못 알고 있는 경향이 있는 것 같습니다. 노동을 천시하는 경향은 지난날 가진 것이 전혀 없었던 시절은 뼈아프게 일한 것에 비해 품삯이 너무나 적었기 때문에 그런 경향이 남아 있기도 할 것입니다.

그러나 지금은 살기 좋아져서 음식을 지나치게 많이 먹고 움직이지 않아 비만한 몸이 되어 혈관이 막혀 목·허리·무릎이 아프고, 고혈압·당뇨·심장병·전립선 질환 등 온갖 성인병이 생기게 되어 고생하는 사람이 너무나 많습니다.

자식을 사랑한다면 병에 걸리지 말아야 합니다. 병에 걸리고 안 걸리고는 마음대로 하는 것입니다. 길을 걸어 가다가 교통사고를 당하는 경우 등 돌발사고는 어쩔 수 없지만, 음식을 적당히 먹고 하루에 2~3시간 정도 걷고, 적어도 하루에 한 번만 땀 흘리면 병에 걸릴 수도 없고, 걸려도 바로 회복될 것입니다. 그런데 죽어도 움직이려고 하지 않습니다.

그리고 정부 산하 단체에서도 병에 걸리는 것을 방치하는 것은 아닌지 의심이 가는 경우도 있습니다. TV나 다른 단체에서는 '7330' 하면서 오히려 운동을 못하게 하는 느낌이 들기도 합니다.

그러나 누구를 탓할 필요는 없습니다. 1주일 동안은 하루에 30분 걸어 보고, 또 1주일은 하루에 60분 걸어 보고, 또 그 다음 주에는 120분을 걷고, 걸은 후에는 철봉에 매달려 혹시 비뚤어졌을지도 모른 척추를 쭉 펴 주고 그리고 나서 운동일기를 쓰되, 운동 후에 느낀 감정까지도 써서 비교하면 얼마만큼 걷는 것이 자신에게 좋은지 알게 될 것입니다.

아프고 힘들어도 운동을 해야 되느냐고 묻는 분이 있습니다. 당연히 운동을 해야 합니다. 지난날 하루 10시간 정도 힘들게 일했던 날을 생각하면 하루에 2~3시간 정도 걷는 것은 신선노름이지요.

그러나 처음부터 많이 걸을 필요는 없습니다. 자신의 능력에 맞게 시작해야 합니다.

예를 들어 설명해 보겠습니다. 어떤 사람이 나무를 해서 팔기 위해 지게에 짊어지고 30리 길이나 되는 시골장에 가서 하루 종일 다 팔리기를 기다리다가 해질 무렵 간신히 나무를 팔고, 적지만 판매한 돈으로 쌀을 몇 되 사서 지게에 짊어지고 집으로 돌아가는데, 날은 저물어 어둡고 힘들지만 잠시 쉬었다가 다시 집으로 걸어가야 쌀을 가지고 밥을 해서 먹고 편안하게 쉴 수 있습니다. 힘들고 아프다고 지게를 받쳐 두고 땅바닥에 주저앉아 있으면 그 사람은 영영 집에 돌아가지 못하고, 길에 주저앉은 채로 동사하고 말 것입니다. 아무리 힘들고 고단해도 집에서 쌀을 사가지고 돌아오기만을 기다리고 있는 처자식을 생각한다면 빠른 걸음으로 집으로 갈 것입니다. 자신의 자식을 사랑한다면 아무리 귀찮아도 비가 오나 눈이 오나 꾸준히 운동을 하여 건강하게 지내야 합니다.

제가 수년 전 사회복지학을 공부할 때 경기도 구리시 어느 복지관에 현장 실습을 간 일이 있었습니다. 노인을 위한 경로 잔칫날이었는데, 참으로 눈 뜨고 보기가 민망하였습니다. 대한민국 수도 서울과 인접한 이곳에 사지가 멀쩡한데도 걸음걸이가 불편하여 금방 넘어질 것 같은 분들이 왜 이리 많은지 놀랐습니다. 많은 분들이 나오셔서 축사도 하고 성직자들이 기도를 하기도 하였습니다.

어떤 목사님은 고혈압, 당뇨병, 심장병이 모두 낫도록 하여 달라고 기도를 하기도 하였습니다. 제 생각으로는 차라리 힘들어도 아침 일찍 일어나서 학교 운동장을 걷고, 철봉에 매달려 운동으로 단련을 하고 많이 움직이면 몸이 좋아진다고 기본적인 건강에 대한 상식을 알려 주고 나서 기도를 했으면 더 좋았을 것이라는 아쉬운 생각이 들었습니다.

더욱 놀라운 것은 축사를 하신 분이 시민들의 건강에는 별 관심이 없는 듯하여 참으로 아쉬웠습니다.

지난날 불사조처럼 용감하게 살아왔던 그 정신, 그 몸뚱이는 다 어디로 가고 걸음도 제대로 걷지 못하는 그저 그렇고 그런 사람처럼 천하게 살게 되었을까요? 이런 분들이 대한민국 수도 서울 바로 옆에서 수없이 많이 살고 있다는 것이 부끄러운 생각이 들었습니다.

하늘에서 땅으로 비가 떨어지고, 떨어진 물은 차가워지면 얼고, 얼음은 뜨거워지면 녹습니다. 이와 같은 자연 현상을 이해하면 병에 걸리기도 어렵고, 병에 걸려도 바로 회복될 수 있습니다.

걸음도 제대로 걷지 못하는 사람들도 지금부터 움직이면 몸은 바로 좋아지게 됩니다. '인명재천'이 아니라 '인명재인'입니다. 건강은 자기 마음대로 할 수 있는 것입니다. 부모님이 있는 사람은 쉬는 날 부모님 댁에 들러 부모님 손을 잡고 학교 운동장을 함께 걸어 보세요. 모두가 건강해질 것입니다. 부모님이 건강해야 나 자신이 행복해지는 것이라는 사실을 모두 다 잘 알고 있을 것입니다.

나이가 들어 건강하게 사는 것이 바로 자식을 도와 주는 것입니다. 지금부터라도 잘못된 생각과 행동은 깨부수고 꾸준히 걷고 움직이고 철봉에 매달려 본인도 편안하고 자식들에게 경제적 부담과 근심 걱정 주지 말아야 합니다. 지난날 용감하게 살았던 것처럼 당당하게 생활하여 유종의 미를 거두는 것이 옳을 듯합니다.

빙판길,
노인들 낙상 사고에 대하여

　얼마 전 어느 방송 프로그램에서 '겨울철, 노인들 빙판길 낙상 사고'에 대하여 방송을 하였습니다. 아주 시의적절한 보도라고 생각됩니다. 최근에는 이상 기후로 눈이 많이 와서 길이 미끄러워 노인들이 넘어져 골반뼈 등을 다치는 사고가 많은데, 그 중에서도 약 40% 정도는 수술을 받고도 2년 내에 돌아가시는 분이 많다고 하였습니다. 참으로 안타깝습니다.
　방송에서는 그 예방책으로 지팡이를 이용하면 사고를 예방하는 데 많은 도움이 될 것이라고 하였습니다. 물론 지팡이를 사용하는 것은 사용하지 않는 것보다 나은 것임은 분명하겠지만 얼음이 얼어 미끄러운 길바닥은 지팡이를 사용하는 것만으로는 안전을 보장할 수 없습니다. 아이젠을 착용하면 더욱 안전하다고 생각됩니다. 저 역시 안전을 위하여 겨울철에는 언제나 아이젠을 소지하고 다닙니다.

얼음이 얼어 길이 미끄러워서 넘어지는 경우가 많지만, 길이 미끄럽지 않은데도 넘어지는 것은 노인들이 운동 부족으로 비만하고, 몸의 균형을 잃어서 그렇습니다. 일진이 나빠서 넘어지는 것이 아닙니다. 이를 예방하기 위해서는 평소에 많이 걷고, 자전거 타기, 윗몸일으키기, 등산 등의 운동으로 몸을 단련시켜야 합니다.

거리에서 자전거 타기가 위험하게 느껴지면 집에 고정 자전거를 비치하고 수시로 자전거를 타거나 소나 곰처럼 네 발로 조금만 기어 다녀도 심장, 폐 등이 발달되어 건강에 아주 좋습니다. 네 발로 걸은 다음에는 철봉에 매달리면 더욱 좋습니다.

여유가 있는 분은 공원이나 학교에 있는 윗몸일으키기 운동기구를 집에 비치하여 하체는 위로, 상체는 아래로 하여 조금씩 누워만 있어도 굽거나 비뚤어진 몸이 정상으로 교정되어 아주 편안하게 활동할 수 있을 것입니다. 완벽한 교정은 바로 되지 않더라도 더 이상 몸이 굽거나 비뚤어지는 일은 일어나지 않을 것입니다.

우울증을 퇴치하려면

　정신적 육체적으로 아무리 건강해도 우리들의 이 몸은 어쩔 수 없이 늙고 병들고, 어느 날 반드시 죽을 수밖에 없습니다. 생명이 있는 것은 언젠가는 다 죽도록 되어 있습니다. 살다 보면 내 처지가 유리할 때도 있고, 불리할 때도 있기 마련입니다. 내 입장이 유리하다고 오만방자할 필요도 없고, 또한 내 처지가 딱하다고 하여 기죽고 살 필요도 없습니다. 흥망성쇠는 교차하는 법입니다. 그러므로 흥망성쇠에 흔들리지 않고 사는 것이 지혜로운 사람입니다.
　나이가 들면 친구들은 다 잘된 것 같은 생각이 들고, 나만 뒤처지지 않았나 하는 생각에 우울증은 누구에게나 다 나타납니다. 이를 방지하기 위해서는 많이 걷고 뛰며, 줄넘기 등의 운동을 하면 그런 증상은 없어집니다.
　수년 전, 어떤 개그맨이 줄넘기를 선물하면서 줄넘기 운동을 확산시키려고 노력하는 것을 TV에서 본 일이 있습니다. 저는 솔직히 말하여 그 당시에는 줄넘기 운동이 그렇게 좋은 것인지 몰랐습니다. 줄넘기를 하면 심장, 폐 기능이 모두 좋아지고 혈액순환이 잘 되어 감기도, 기관지 천식도 멈추고, 하체도 튼튼해지고, 늙어서도 중풍에 걸릴 염려가 없다는 것을 알았습니다.

시간을 내서 걷고 매달리면 돈도 안 들고 좋은 것 같습니다. 일요일 교회나 사찰에 가시는 분들은 갈 때는 빨리 가서 좋은 말씀을 듣고 싶은 욕심이 있으므로 차를 이용하시고, 의식을 마친 후에는 웬만하면 1시간 정도는 걸어서 집으로 가는 것이 좋습니다.

교회에 가는 분은 목사님이 설교하신 내용을, 절에 가는 분은 스님이 법문하신 내용을 1주일 동안 어떻게 실천에 옮길까 머리 속으로 구상하면서 집에까지 걸어간다면 우울증은 저절로 없어질 것으로 생각합니다.

그리고 비가 오는 날 걷기가 어려울 경우에는 실내에 고정 자전거를 준비하여 자전거를 타면서 좋아하는 책을 큰 소리로 읽으면서 운동을 하면 우울증은 자연스럽게 도망가 버릴 것입니다.

인간이 미리 걱정을 하는 일들은 대부분 일어나지 않는다고 합니다. 쓸데없는 걱정으로 머리가 아프다고 생각되면 일어나서 줄넘기를 100회쯤 하던가 아니면 1시간 정도만 걸어도 골치 아픈 생각은 자신도 모르게 사라져 버립니다.

누군가가 나를 욕하고 비난하는 소리를 듣더라도 바람 소리, 물소리와 같이 분별없이 흘러 나오는 무심한 소리로 듣고 그냥 흘려 버리세요. 자연의 모습을 보고 화를 내는 사람은 없습니다.

어떤 분은 노년에 친구가 많아야 우울증이 없어진다고 하는데,

친구가 많다는 것은 성공하였다는 의미일 것입니다. 내가 베풀어야 친구가 생기는 법입니다. 아무리 친구가 많다고 해도 형편이 어려워져 매월 80만 원의 사글세를 내지 못하게 될 경우 대신 사글세를 내 줄 친구가 과연 몇이나 있을까요? 아무도 없을 것입니다. 남과 비교하지 말고 자신의 형편에 맞게 살아가면 되는 것입니다.

생과 사는 별개의 것이 아니라 분리할 수 없는 하나입니다. 쓸데없는 생각으로 우울한 생각이 들면 운동을 해 보세요. 걸을 수가 없다면 무릎 꿇고 팔굽혀펴기를 10회만 해 보세요. 그러면 자신도 모르게 기분이 좋아져 우울증은 사라질 것입니다.

집을 지을 때,
마을 사람들 모두가 나와서
집터를 다진다

어렸을 때 시골에 살면서 본 광경입니다. 어느 분이 집을 지을 때 마을 사람들이 모두 나와서 집터를 다지는 일을 합니다. 큰 돌이나 무거운 나무에 밧줄을 묶어서 여러 사람이 그것을 힘껏 들어올렸다가 내려놓는 동작을 반복합니다. 큰 돌이나 무거운 나무로 집터를 누르면 그 무게에 의하여 집터가 단단하게 다져집니다. 나머지 사람들도 힘껏 집터를 밟아 줍니다. 이렇게 집터를 다지는 것은 땅이 침식되어 집이 무너지는 것을 방지하려는 우리 조상들의 지혜로운 행동입니다.

우리 몸도 마찬가지입니다. 많이 걷고, 뛰고, 달리면 우리 체중 자체의 중력에 의하여 허리와 하체가 단단하게 다져져서 근육이 발달되고, 골밀도가 높아져 우리 몸을 지탱하며 활동하는 데 아무런 지장이 없게 될 것입니다.

  수년 전, 팔과 허리뼈의 골다공중 검사를 한 적이 있었습니다. 담당 의사는 허리뼈의 중간 부위가 조금 약한 부분이 있으나 팔뼈는 아주 튼튼하다고 하였습니다. 저는 평행봉에서 일명 '후리'라고 하는 동작을 자주 하였습니다. 평행봉 양쪽 봉을 양팔로 잡고 몸을 위아래로 움직이는 동작이므로 자연스럽게 팔이 힘을 받아 튼튼해졌을 것이라고 생각합니다.

  많이 걷고 등산을 하면 하체와 허리뼈도 다져져서 속이 꽉 찰 것이라고 생각하고 운동하고 있습니다. 보통 설악산이나 오대산을 10시간 정도씩 등산하는 것으로 보아 허리뼈와 다리뼈도 지극히 정상적일 것이라고 생각합니다.

  언제 어디서나 많이 걷고, 뛰고, 매달리면 허리와 무릎이 튼튼해지고 골다공증은 없어져 활기차게 생활할 수 있을 것입니다.

〈이름 안에 무엇이 들어 있나요?〉
프로그램을 시청하고 나서

    누군가가 지어 놓은 이름은 본질적인 것은 아니다. 이름 안에 무엇이 있나요? 우리가 장미꽃이라고 부르는 것도, 다른 이름으로 부른다고 하더라도 장미꽃 고유의 향기는 나는 것이다. 같은 이치로 진리라는 딱지도 어떤 종교의 딱지가 아니다. 진리라는 것도 어떤 특정인의 전매 특허가 아니다.

    The name one gives it is inessential. What is in a name? That which we call a rose, By any other name smell as sweet. In the same way Truth needs no label it is neither Buddhist, Christian, Hindu, nor Moslem. It is not the monopoly of anybody.

    불교 공부를 하다가 이름에 대하여 위와 같은 글이 있어 관심을 가지고 읽어 보았습니다. 맨 밑에 'It' 대신 'Knowledge'를 사용하여

"Knowledge is not the monopoly of anybody. 지식은 어느 특정인의 전매 특허가 아니다."라는 힌트를 얻어 나도 공부하면 허리 통증의 원인을 알 수 있다는 자신감을 가지게 되었습니다. 그리고 공부해서 허리 통증의 원인이 '중력'임을 알아냈습니다.

결과론적으로 보면 이름에 대하여 관심을 가지게 된 덕에 허리 통증의 원인이 중력이라는 것을 더 빨리 알게 되어 지금 불편 없이 편하게 지내고 있습니다.

제 생각으로는 이름은 중요한 것이 아니고 본질적인 실체가 중요한 것입니다. 우리가 배가 고프면 밥을 먹으면 됩니다. 배가 고픈 것도 1기 · 2기 · 3기 · 말기 증상이라고 하는 사람을 본 일도, 들은 일도 없습니다.

허리가 아프면 자신의 몸이 누르는 중력에 의하여 아픈 것이므로 철봉이나 평행봉에 매달리면 우선 아픈 증상이 멈추게 됩니다. 근본적인 치료는 자신의 몸이 누르는 중력을 이길 수 있는 힘, 즉 허리 주변의 근육을 단련시키면 되는 것입니다.

남이 억지로 이름을 만들어 붙인 척추전방전위증에 1기 · 2기 · 3기 · 4기 · 말기 증상이라는 말이나 또는 1단계, 2 · 3 · 4단계라는 말에 현혹되지 말고 꾸준히 운동하면 됩니다. 저는 척추전방전위증으로 인하여 13mm 정도의 척추뼈가 어긋나 있어도 설악산을 11시간씩 아주 편하게 등산하며 지내고 있습니다. 이름은 별로 중요한 것이 아닙니다.

이름 속에는 아무것도 없습니다. 남이 억지로 만들어 놓은 이름 때문에 겁 먹지 말기를 바랍니다. 그러나 유교에서는 죽은 뒤에 그 이름을 천추(千秋)에 길이 빛내는 것이 곧 영생이라고 생각합니다. 그러므로 유교는 명교(名敎), 곧 그 이름을 세상에 날리고 후세에 전하는 것을 하나의 이상으로 삼았던 것 같습니다.

그러나 불교에서는 그와 같은 이름은 뜬 것〔浮名〕 곧, 진실한 것이 아니고 뜬구름처럼 헛된 것으로 보는 것으로, 종교마다 차이가 있습니다.

출연자 중에 어느 한 분이 부처님께서도 병 없이 살기를 바라지 말라고 하셨다고 하였는데, 그 뜻은 가능하면 병에 걸리지 말고 살라는 뜻이지 병에 걸러 고생하라는 뜻은 아닐 것입니다. 설사 병에 걸렸더라도 그 사실에 너무나 집착하여 근심 걱정하지 말고 평소처럼 본인의 임무를 열심히 하라는 뜻으로 저는 해석을 합니다.

이름 안에는 아무것도 없습니다. 이름보다는 꾸준히 운동하여 건강하고 활기차게 일을 하며 사는 것이 훨씬 중요하다고 생각합니다.

허리는 왜
평일보다 휴일에,
낮보다 밤이나 새벽에 더 아플까?

평일에는 대부분 사람들이 일터에 나가 일을 하기 때문에 허리가 덜 아프게 됩니다. 그러나 휴일에는 일터에 나가지 않고 집에서 휴식을 취하기 때문에 더 아프게 되는 것입니다. 그 이유는 일터에서 일을 할 때는 움직이기 때문에 혈액순환이 되고 근육이 발달되어 통증을 덜 느끼기 때문입니다.

그러나 휴일에는 아프거나 피곤하다는 핑계로 활동하지 않고 앉아 있거나 누워 있으므로 혈액순환이 잘 되지 않고 근육이 활동하지 않아 더 아프게 됩니다. 밤이나 새벽에 더 아픈 이유도 마찬가지로 움직이지 않고 있기 때문인 것입니다.

허리가 아프거나 아프지 않은 사람 모두 많이 걷고, 달리고, 매달리면 통증에서 벗어나 활기차게 생활할 수 있습니다. 주위에서 건강한 사람의 모습을 한번 살펴보세요. 많이 활동하는 사람인지, 그렇지 않은 사람인지 금방 알 수 있을 것입니다. 많이 걷고, 달리고, 철봉에 매달리면 몸은 아주 편해집니다.

이팔청춘을 막 넘긴
70이 넘은 분들이
화투 오락을 할 때

　이팔청춘을 막 넘겼으므로 심심풀이로 화투를 하면서 오락을 하는 것은 즐거운 일입니다. 화투놀이는 지나치지 않으면 정신 건강에도 좋다고 합니다. 다만 몇 시간씩 화투놀이에 몰두하여 무릎이나 허리가 아파도 참고 하는 경향이 있을 수 있습니다. 이럴 경우에는 한 시간 정도 화투를 치다가 화장실이라도 한번 다녀오거나 마당에 나가 한바퀴 돌고, 팔굽혀펴기나 기지개를 켜는 등 한참 쉬었다가 다시 하는 것도 좋습니다. 그러나 가급적이면 한두 시간 내에 마치는 것이 좋습니다.

　많이 움지여야 본인도 건강하여 좋고, 자식들에게도 부담을 주지 않아 더욱더 좋습니다. 식사한 후에 아침저녁으로 동네 한바퀴 걷고, 점심 식사 후 또 한바퀴 걷고, 줄넘기도 하고, 자전거가 있으면 자전거 타고 학교 운동장 서너 바퀴 돌기도 하고, 방 안에 혼자 앉아 있기 심심하면 성경책이나 경전을 큰 소리로 읽고, 그래도 여유가 있으면 학교 운동장에 가서 소처럼 네 발로 1~2분만 걸어도 팔다리 근육과 심장, 폐 등이 아주 좋아집니다. 소처럼 걷고 힘이 남아 있으면 평행봉에도 매달려 보세요.

얼마 전 KBS 2 TV를 보았더니, 미국의 어떤 86세 된 아주머니가 평행봉을 아주 잘하는 모습이 방영되었습니다. 미국의 아주머니도 했는데 대한의 아주머니는 못하라는 법 있나요? 그러나 갑자기 하면 무리이므로 소처럼 네 발로 걸어가는 동작을 한두 달쯤 해 본 후 매달려 보기부터 해 보세요.

네 발로 걸을 때는 내리막길을 걷는 것은 위험합니다. 오르막길이 좋습니다. 힘들면 쉬어가면서 천천히 하면 됩니다. 아프지 않으려고 하는 것인데, 구태여 아플 때까지 참으면서 할 필요는 없습니다.

"하늘에서 바람이 불지 않으면 비가 땅으로 똑바로 떨어지고, 떨어진 물은 차가워지면 얼고, 얼음은 뜨거워지면 녹는다." 이 사실만 이해하면 병에 걸릴 수 없고, 걸려도 바로 나을 수 있습니다. 많이 움직여서 몸에서 열이 나야 혈관이 막히지 않아 건강하게 살 수 있다고 생각됩니다.

하늘에서 비가 땅으로 떨어지듯이 머리가 눌러서 목이 아프고 몸통이 눌러서 허리와 무릎이 아픈 것입니다.

주변에 있는 학교에 가서 많이 걷고, 철봉에 단 5초라도 매달리고, 잠시라도 윗몸일으키기 운동기구에 매달려 있으면 허리와 목의 눌린 것이 펴져서 아픔에서 벗어날 수 있습니다.

몸에서 약간 땀이 날 때까지 많이 걸으세요. 가급적 화투놀이는 안 하시는 것이 좋습니다. 운동을 한 후에는 운동일기를 쓰고 전날과 비교하면서 꾸준히 하면 더욱더 효과가 있습니다. 무리하게는 할 필요가 없습니다. 안전하게 해야 합니다.

면장님께

나날이 어려워져 가고 있는 요즈음, 적은 예산을 가지고 수천 명의 면민들의 살림살이를 알뜰하게 꾸려 가시느라 바쁘신 면장님께 갑작스레 글을 올리게 되어 결례가 되는 건 아닌지 몹시 조심스럽기도 합니다마는 면장님께서 너그럽게 양해하여 주시기 바랍니다.

저는 지난날 잘못된 운동과 무지로 인하여 허리뼈가 앞으로 13mm 어긋나 있는 극심한 척추전방전위 · 디스크 · 척추관 협착증 환자지만 모든 물체는 땅으로 떨어지는 중력을 이해해 지금은 설악산 대청봉도 등산하며 지내고 있습니다.

우리 나라 농촌에 가면 많은 농민들이 허리가 굽어 힘든 상태로 일하는 모습과 걸음도 제대로 걷지 못하고 뒤뚱거리며 넘어질 것처럼 불안하게 움직이는 것을 흔하게 볼 수 있습니다. 이 안타까운 모습을 보고도 침묵만 지키는 것이 과연 옳은 것인가 고민하다가 염치 불구하고 면장님께 이 글을 올립니다.

자신의 체중이 누르는 압력, 즉 '중력'을 이길 수 있는 힘을 기르면 목 · 허리 통증에서 쉽게 벗어날 수 있습니다. 가장 간단한 방법으로, 면사무소의 마당 한구석에 철봉과 윗몸일으키기 운동기구를 비치하면 좋을 것 같습니다.

이장 회의 때 면장님께서 직접 철봉에 매달리기를 하거나 윗몸일으키기 운동기구에 하체는 위로, 상체는 아래로 하여 몸을 축 늘어뜨리면 눌린 허리뼈가 펴지면서 통증이 사라지는 것을 설명해 주며, 그 상태에서 윗몸일으키기를 하는 운동 장면을 보여 주신다면 면장님이 계시는 면민들은 목 · 허리 · 무릎 통증에서 벗어나 아주 편안하고 즐거운 생활을 하시게 될 것입니다.

누구나 머리와 상체가 누르는데, 왜 누구는 아프고 누구는 안 아플까요? 그것은 머리와 상체를 감당할 만큼 허리 주변 근육이 단련되어 있으면 안 아프고, 단련되지 않으면 아픈 것입니다.

여유가 있는 농민은 논밭의 모퉁이에 철봉을 설치하여 쉴 때마다 단 10초씩만 매달려도 눌린 허리뼈가 펴지므로 피로가 회복되어 더욱 활기차게 일할 수 있을 것입니다.

저는 이 나라의 농촌에서 피땀 흘리면서 농사를 짓는 농민들이 건강하게 생활하시기를 바라는 소박한 마음에서 이 글을 올립니다.

운동으로
허리를 튼튼히 하기로
결심한 분에게

　허리 통증의 원인이 중력과 운동 부족이라는 사실을 확실하게 이해해야 합니다. 자신의 체중이 누르는 중력에 의하여 허리가 아픈 것이므로 남이 해결해 줄 수 없고, 오직 자신만이 운동으로써 허리를 튼튼히 단련할 수 있습니다.
　운동을 하기에 앞서 가족에게 운동으로 허리를 튼튼하게 단련하여 활기차게 생활하겠다고 공표를 해야 합니다. 가족 앞에서 계획을 말하고, 이를 실천하지 못할 때 오는 실패에 대한 수치심을 피하기 위해서는 어떤 일이 있더라도 포기하지 않고 운동으로 허리를 튼튼히 하겠다는 확실한 의지 표현이 있어야 합니다.
　자신의 몸이 누르는 중력을 이길 수 있도록 꾸준히 운동하여 허리 주변 근육을 단련시켜야 합니다. 큰 기대를 가지고 계획을 세워 시작해도 시간이 갈수록 열정도 식고, 또 먹고사는 일로 우선 순위에 밀려 자꾸 운동을 중단하게 됩니다. 그러나 운동을 중단하였을 경우에도 포기하거나 실망할 필요는 없습니다. 중단하였을 경우에는 어떤 원인으로 중단하였는지 실패 원인을 분석하여 다음 날 같은 실패를 반복하지 않도록 해야 합니다.

  운동 계획은 구체적으로 정하여 실천할 수 있도록 해야 합니다. 예를 들어 막연하게 '저녁 잠자기 전에 1시간 운동' 이렇게 정하지 말고, 집 부근에 학교가 있으면 운동장 50분 정도 걷거나 달리고, 10분 동안은 철봉에 매달리기, 팔굽혀펴기 등 구체적으로 어떻게 몇 분을 할 것인지 계획을 세우는 것이 좋습니다. 그리고 운동한 양이나 시간을 기록해 둡니다.

  중력을 크게 받지 않기 위해서는 적정한 체중을 유지해야 합니다. 자신의 키에서 110을 뺀 수치가 자신의 적정한 체중이라고 전문 직업인들은 말합니다. 다만 자신의 적정한 체중을 유지하려면 운동도 중요하지만 식탐을 자제해야 합니다.

  옛날 우리 조상들은 먹거리를 구하기 위해 온종일 들판을 누비고 다녔고, 그래서 항상 배고픈 생활을 하였을 것입니다. 그러다가 노루라도 한 마리 잡아오면 몸 보호를 위해 일단 양껏 먹고 보는 폭식 습관이 생겼을 것입니다. 이처럼 음식과 관련된 심리적 문제들은 사회적으로 관리가 불가능한 개인적인 문제입니다. 각자가 알아서 해야 합니다.

  종교에서는 음식을 어떻게 보고 있는지 한번 살펴봅시다.
  불교에서는 『법구경』에 "음식물에 집착하지 말라."는 말이 있습니다. 지금도 어떤 스님은 하루에 한 끼만 식사를 하는 분이 있습니다. 음식을 맛으로 먹지 않고 활동하기 위한 에너지로 먹습니다. 가톨릭 성서(집회서 37장 29~31절)의 내용을 보면 아래와 같습니다.

온갖 사치를 누리려 하지 말고, 과도하게 음식을 탐하지 말라. 사실 모든 병은 음식을 지나치게 많이 먹는 데서 오고, 탐식은 구토로 이어진다. 많은 사람들이 탐식 때문에 죽었으나 그것을 피하는 자는 생명을 연장하리라.

허리 병에
과연 명의(名醫)가 있을까?

어느 날, 이 시대 허리 병의 최고 권위자라고 하는 분이 쓴 책이라고 하며 친구가 가져와서 대강 살펴보았습니다. 그런데 너무나 놀랐습니다. 그 권위자는 허리 통증의 원인을 잘 모른다는 것이었습니다. 그런데 정말로 허리 통증의 원인을 모를까요? 저로서는 참으로 이해하기 힘들었습니다. 그분이 쓴 책의 내용을 잠시 살펴보겠습니다.

척추외과 의사들이 가장 두려워하는 것은 수술 후 환자에게 하반신 마비와 같은 신경 합병증이 발생하는 경우다. 이런 심각한 합병증이 생기면 환자 자신이 가장 힘들겠지만, 의사 역시 괴롭기는 마찬가지다.
그런데 이와는 대조적으로 아주 소수지만 이들은 잠시 걱정을 하는 듯하지만 곧 아무 일도 없었던 듯 전혀 위축되지 않고 평소와 다름없이 활동하고 때로는 더 과감해지기도 한다. 자책감은 찾아보기 힘들고 오히려 "나처럼 잘하는 사람이 수술했는데 문제가 생겼다면 어쩔 수 없는 것 아닌가?"라는 자신감을 보이기도 한다.

저는 그 책의 일부분인 위의 내용을 읽고 제 눈을 의심하지 않을 수 없었습니다. 수술 받은 환자가 마비 같은 합병증이 생겨도 과감해진다고 합니다.

허리가 왜 아픈지도 모르는 사람이 수술을 하고, 또 수술 받은 사람이 하반신이 마비가 되어 장애인이 되어도 아무 일 없었다는 듯이 또 수술하는 대범한 사람이 있다고 하니, 그저 놀라울 뿐입니다. 가능하면 왜 허리가 아픈지, 어떻게 하면 튼튼히 할 수 있는지를 이해하여 수술을 받지 않는 것이 좋을 것입니다.

제가 최근에 모 대학 의대 등 4명의 전문 의사에게 편지를 보낸 바 있습니다. "허리 디스크를 수술하면 정말 낫는 것이냐? 낫는다면 왜 재발을 하느냐?"고 질문을 했습니다. 두 분은 아무 답이 없었습니다. 그러나 두 분의 의사한테서는 답이 왔습니다. 한 분은 대단한 열정에 놀라움을 표한다고 하며 조만간 포럼에 초청하겠다고 답이 오기도 하였습니다.

모 대학 허리 질병의 권위자라는 교수님이 허리 질병은 나사못 수술이 최고라고 주장한 바 있습니다. 그런데 제가 생각하기에 허리뼈에 나사못을 박으면 허리를 굽혔다 폈다가 되지 않아 허리 본래의 기능이 상실될 것이고, 그렇게 되면 분명히 활동하는 데 장애가 발생하여 소위 장애인이 될 것이 분명한데, 왜 그렇게 주장할까 궁금하였습니다.

그래서 또 다른 척추 전문의사에게 척추전방전위증 환자한테 나사못 박는 수술을 하면 굴신행위가 어려울 것 같은데, 과연 이러한 치료법이 근본적인 치료가 되는지 메일로 질의를 하였더니, 다음과 같이 답이 왔습니다.

…중략… 하지만 제가 보여 드린 것은 허리 환자 중에 여러 가지 치료를 해 보고 안 돼서 마지막 수단으로 수술을 하신 분이기 때문에 그런 치료가 모든 환자에게 적용되는 것은 아닙니다. 당장 질문자만 하더라도 수술하지 않고 척추전방전위를 잘 관리하여 11시간 동안 등산을 하여도 아무 문제가 없다는 것을 보여 주셨잖습니까?

질문자의 말씀과 같이 허리를 고정하는 치료는 완벽한 치료는 아닙니다. 움직이는 허리를 움직이지 않게 하는 것이니까요. 또 수술이 성공적인 경우에도 장기적으로 경과 관찰을 해 보면 그 옆에 있는 척추가 나빠지는 경우도 있는 것을 종종 봅니다…….

저는 학자적 양심을 가지고 진솔하게 답을 주신 모 대학 병원의 K 교수님께 정말 존경한다고 답을 보냈습니다.

지난 3월 30일 토요일, 지하철을 타기 위하여 가락시장역에서 잠시 기다리는데, 어떤 분이 기둥 벽에 등을 대고 아래위로 움직이는 동작을 하면서 허리를 바르게 펴 주고 복근을 단련하는 동작을 하고 있었습니다.

이에 제가 다가가, 누워서 두 다리를 들어 올렸다 내렸다 하는 동작을 하면 복근이 더 단련되는 경험을 하였다고 하였더니, 그분이 자신은 정형외과 의사라고 하면서 자신의 방식대로 운동을 하겠다고 하였습니다.

제가 위에서 언급한 의사의 치료 방법에 대해 질문을 하자 그 정형외과 의사는 "환자에게 나사못을 박아 수술하는 것은 근본적인 치료는 아닐 것 같다고 하였습니다. 허리 병에 있어 완벽한 치료는 죽는 것이다."라고 하면서, 두 분 모두 '완벽'이라는 단어를 사용하였습니다. 이는 의사가 허리 병을 완전하게 고칠 수 없다는 것을 의미하는 것이라 생각됩니다. 제가 고맙다고 하면서 지하철을 탔습니다. 지하철역에서 만난 정형외과 의사도 아주 솔직한 답을 주셨다고 생각합니다.

결국 자신만이 운동으로 허리를 튼튼하게 단련할 수 있다고 생각합니다. 처음에 답을 주신 의사는 저와 같이 운동으로 허리가 튼튼해질 수도 있고, 다른 사람은 안 될 수도 있다고 하는데 저는 그렇게 생각하지 않습니다. 운동을 꾸준히, 열심히 하지 않기 때문에 안 되는 것입니다. 한번 약해져서 아픈 허리가 아프지 않게 되려면 적어도 하루에 2시간 정도 6개월 이상은 노력해야 되며, 통증이 사라진 후에도 운동은 계속해야 될 것입니다.

볍씨를 뿌리고 모내기를 하고, 거름을 주고, 김을 메고, 추수를 하여 쌀을 얻어서 밥상에 오르기까지는 적어도 6개월 이상 많은 피와 땀을 흘리며 일해야 맛있게 밥을 먹을 수 있습니다.

허리가 아픈 사람이 하루에 10분 정도 수회, 며칠 동안 운동을 해본 후에 허리가 계속 아파 수술하기로 결정한다면 올바른 선택인지 여부는 독자분이 판단해 보시기 바랍니다.

어떤 사람이 배가 고플 때 밥을 먹어서 배가 고픈 증상이 사라지고 배가 불렀다면, 다른 사람이 그 밥을 먹어도 배 고픈 증상이 사라지고 배가 불러야 진정으로 밥일 것입니다. 누가 먹으면 배가 부르고, 누가 먹으면 배가 부르지 않다면 과학적으로 음식으로써 섭취할 밥이 아닐 것입니다.

허리가 왜 아픈지는 옆집의 개도, 고양이도 다 알고 있는 것 같습니다. 시골 마을에서 자주 볼 수 있는 현상인데, 개나 고양이도 누워 있다가 일어날 때는 앞뒤 다리를 쭉 뻗고 기지개를 켜며 눌린 허리뼈를 펴 줍니다. 그리고 강아지도, 고양이도 높은 건물 옥상에서 난간으로 몸을 날려 땅으로 떨어져서 죽음에 이르게 하는 행동은 하지 않습니다. 개나 고양이도 모든 물체는 땅으로 떨어진다는 중력을 알고 있는 것 같습니다.

이청용·손흥민·류현진·추신수 선수들이 과연 허리가 아플까요? 그 선수들은 허리가 아프지 않습니다. 순간적으로 삐끗하여 아플 수는 있을지 모르나 기본적으로 많이 뛰고 달리면서 운동했기 때문에 허리 주변 근육이 단련되어 건강합니다.

허리 수술을 받고 싶은 분은 왜 허리가 아픈 것이며 수술을 받으면 어떤 이치로 좋아지는지, 수술을 받고 나서 하반신 마비가 된 사람은 왜 마비되었는지, 하반신 마비가 된 사람은 다시 수술 전 상태로 돌아올 수 있는지 확실히 알고 난 후 수술을 받아도 늦지 않을 것으로 생각합니다.

수술을 받아도 자신의 체중이 누르는 '중력'이라는 자연 현상은 언제나 존재합니다. 허리 병의 유명한 권위자라면 과연 중력이라는 자연 현상을 없앨 수 있을까요? 만성적인 허리 병에는 권위자란 있을 수 없다고 생각합니다.

그러므로 많이 걷고, 뛰고, 달리고, 철봉에 매달리는 운동을 하여 자신의 몸이 누르는 중력을 이길 수 있도록 허리 주변 근육을 단련하는 사람만이 허리 병으로 인해 고통받지 않고 건강하고 행복하게 생활할 수 있을 것입니다.

현재 인류가 직면한 건강 등에 대한 문제

현재 인류가 직면한 해결하기 어려운 문제는 무엇이라고 생각하시나요? 여러 가지 문제점이 있겠지만 크게 나누어 보면 이렇습니다.

1. 한 국가의 국민 또는 지역민을 대상으로 다른 국가가 조직적인 테러를 저질렀을 때 어떻게 대처해야 하는가?
2. 유전자 변형이나 인간 복제에 대해 어떻게 받아들이고 인간 삶에 어떻게 적응시킬까?
3. 핵무기를 언제 어디에 사용할까?
4. 기후 변화에 어떻게 대처해야 할까?
5. 전 세계 경제력과 공권력에서 소외된 억압받는 소수자들에 대한 문제
6. 각종 암과 관피아 등에 관한 문제

위 문제에 대하여 부처님, 예수님, 마호메트, 노자, 공자 그 외 모든 과거 성인 및 스승들은 그 누구도 구체적으로 해결책을 말한 바 없습니다.

이러한 과제들과 해결책은 현대를 살아가는 우리가 스스로 알아내야만 합니다. 그러면 전통 종교의 가르침은 오늘날 더 이상 쓸모가 없는가? 그렇지 않습니다.

불교방송의 환산 스님 강의를 통해 이 세상의 심각한 문제를 보면서 저는 옛 성인들의 가르침은 단순히 믿는 것이 아닌 그분들처럼 직접적인 깨달음이 있어야 한다고 봅니다. 옛 성인들의 가르침에 담긴 인덕과 지혜가 우리를 이끌어 줄 것입니다.

종교를 믿든 안 믿든, 우리는 운명 공동체로서 한마음이 되어 자신이 공부하여 알게 된 지식이 자신에게 이익이 되었다면 다른 사람에게도 이익이 되도록 남에게 알려 주는 관용을 갖고 열린 마음으로 서로를 대한다면, 모든 문제가 해결되지 않을까 생각합니다.

특히 건강에 대한 문제는 걷고, 달리고, 매달리는 등 운동을 하며 하루에 땀을 한번 흘리면 자신의 마음대로 튼튼하게 할 수 있을 것입니다.

어떤 사람은 당뇨병에 걸리면 영원히 낫지 않는 것이며 죽을 때까지 약을 먹어야 한다고 하는데, 자신이 죽을 때까지 임상 실험을 해 보았는지 의문이 듭니다.

우리 나라에서 당뇨병이 발생한 것은 그리 오래된 일이 아닙니다. 지나치게 음식을 많이 먹고 운동하지 않아 생기는 병으로 알고 있습니다. 혹시 당뇨병으로 고생하는 분이 있다면 약을 중단하고 식사를 적당히 하면서 꾸준히 운동하여 약을 먹지 않고도 고칠 수 있는지 그 여부를 자신의 몸을 가지고 실험해 보고 많은 사람들에게 알려 준다면 어떨까요?

예를 들어 어떤 사람이 당뇨병에 걸렸는데 그 사실도 모르고 생활하고 있을 경우 어떤 문제가 생기는지, 또 당뇨병에 걸렸다고 하여도 진찰을 거부하고 약을 안 먹는 경우와 당뇨병에 걸린 것을 나중에 알고 약을 먹다가 중단하고 또다시 약을 먹는 경우, 당뇨병에 걸린 것을 알고 과식을 하고 운동은 않고 약만 먹는 경우, 당뇨병에 걸린 것을 알고 약 복용은 않고 적정량의 음식 섭취와 운동만 한 경우에 각각 어떻게 삶을 살아가는지에 대하여 여러 가지로 가정해 볼 수 있습니다.

인간의 수명이 80세라고 한다면 적어도 자신의 몸을 가지고 완벽하게 임상 실험을 해 보려면 다섯 번의 생애, 즉 400년은 살아보아야 알 수 있을 것입니다. 그러나 누가 400년을 살 수도 없는 것이고, 당뇨병이 우리나라에서 발생한 것은 기껏해야 30~40년밖에 안 될 터인데, 누가 그렇게 자신 있게 한 번 약을 먹기 시작하면 죽을 때까지 먹어야 한다고 장담할 수 있을까요?

히포크라테스는 그의 의학 금언집 서문에서 "기회는 달아나기 쉽고 실험은 부정확하고 판단은 어렵다. 인생에 있어 성공과 행복은 외부 환경에 의해서가 아니라 자신에게 달려 있다."고 하였습니다.

세상은 변합니다. 쉬지 않고 변합니다. 건강한 쪽으로 자신을 변화시키면 됩니다. "변화하려고 노력하지 않는 자, 그자는 이미 죽은 자이다. 변화를 두려워하는 자, 그자도 역시 죽은 자이다." 어느 모임에서 어떤 연사가 한 말이 생각납니다.

○○기초과학연구원 원장님께

인간은 왜 병에 걸리는가? 저는 허리가 아파서 평생을 고통당하고 살아온 아주 어리석은 사람입니다. 한평생을 허리만 가지고 고민하면서 살다가 제가 세상에 안 태어난 셈치고 허리 병에 대하여 제 몸을 가지고 수없이 많은 실험을 하고 연구한 결과, 허리 통증의 원인이 중력이라는 사실을 알게 되었습니다.

두개골이 눌러서 목이 아프고 상체가 누르는 중력에 의하여 허리, 무릎이 아픈 것입니다. 이렇게 간단한 자연의 이치를 몰라서 고생을 하다니, 참으로 부끄럽고 자신의 무지함이 원망스러울 뿐입니다.

수년 전 물리학을 전공하신 중년의 신사분이 척추측만증으로 고통당하고 있다면서 저희 사무실에 오신 일이 있었습니다. 저는 물리학을 전공하신 분 앞에서 두 물체 간에는 직선으로 중력이 작용한다고 하는 말은 너무나 유치하다고 생각되어 직접 행동으로 보여 드리겠다고 하면서 저희 사무실에 비치되어 있는 평행봉에 다리를 걸고 상체를 축 늘어뜨리고 나서 마음속으로 숫자를 세면서 그분의 얼굴을 바라보았습니다. 약 10초 정도 경과하자, 이제 허리 통증의 원인과 교정 방법을 알았다는 듯 미소를 지었습니다.

2013년 1월 어느 날, 저희 사무실의 고객 중 군포에 사시는 분의 처가 허리와 무릎이 아파서 그 원인을 알아보고자 일부러 등기를 하러 서초동까지 오셨습니다. 서류 검토를 마친 후 자신은 설명이 복잡하여 잘 알아듣지 못할 것 같으니 함께 온 아들에게 교정 방법을 알려 주라고 하였습니다. 그분의 아드님 얼굴을 보니 총명하게 보여 설명 없이 행동으로 보여 주겠다고 하고는 평행봉에 두 다리를 걸고 상체를 축 늘어뜨리자마자 약 2초 정도나 되었을까?

"법무사님, 알았으니 내려오시지요."라고 말하는 것이었습니다. 어느 대학교 물리학과를 졸업하였느냐고 묻자, 어떻게 알았느냐며 연세대학교 물리학과를 졸업하였다고 하였습니다. "젊은이가 중력(Gravity)과 반중력(Anti-gravity)이라는 동작을 단박에 알아차린 것처럼 나도 젊은이가 물리학을 전공했음이 분명하다는 것을 알았다."고 하였습니다.

이제는 물리학도가 나서야 할 차례입니다. 아무런 설명도 없이 제가 평행봉에 두 다리를 걸고 매달려 상체를 축 늘어뜨리는 동작을 보고 2~10초 만에 허리 통증의 원인과 교정 방법을 이해하는 지식인들이 너무나 오랫동안 침묵을 지켜 왔습니다. 이제는 이 땅에서 허리, 무릎이 아파서 활기차게 일도 못 하고 힘들게 살아가는 사람을 만나면 많이 걷고 철봉에 매달리면 통증에서 벗어날 수 있다고 알려 주어야 합니다.

중학교 1학년 과학 교과서에서 중력에 대해 설명할 때 사과나 축구공, 야구공이 떨어지는 것으로 예로 들어 설명하는 것도 좋지만, 이 땅의 사실상 주인은 인간이므로 인간의 몸을 예로 들어 철봉에 매달리거나 거꾸로 매달리는 동작으로 중력을 설명하도록 교과서 교과서 저자 선생님께 건의하게 되었습니다. 교과서가 고쳐진다면 선생님이 집필한 교과서를 가지고 공부한 학생은 더 이상 허리 질병으로 고생하는 일은 없을 것이라고 하였습니다. 건의를 받은 저자 선생님은 제 의견에 동의하여 교과서가 고쳐지도록 노력하겠다고 약속하였습니다.

또 하나는 우리나라에서는 1967년에 해군 군함과 한일호가 충돌하여 96명이 사망하였고, 1970년도에 제주도에서 부산으로 가던 남영호가 침몰하여 310여 명이 사망하는 사건과 1993년에는 서해에서 페리 호가 침몰하여 282명이 사망한 바 있습니다. 이러한 해양 사고에 대하여 정부 당국은 재발 방지를 약속하며 각종 대책을 쏟아내고 있지만 선박과 관련된 해양 사고는 이후에도 끊이지 않고 있습니다.

　이에 대하여 저는 다른 시각에서 살펴보았습니다. 우리나라 중학교 1학년 과학 교과서에서 중력을 설명할 때, 침몰하는 배 사진을 제시하면서 "배 안에 물이 가득 차면 배는 바다 밑으로 서서히 가라앉게 되는데, 이 원리는 무엇인가? 이럴 때는 어떻게 해야 할까?"라는 식의 사례를 가지고 중학교 때부터 체계적으로 배운다면 향후 선박과 관련된 해양 사고가 발생한다고 해도 지금처럼 많은 희생자는 발생하지 않았을 것이라고 확신합니다. 중학교 1학년 과학 교과서에 침몰하는 배의 사진을 예로 들어 중력에 대해 설명하도록 교과서를 고쳐 달라고 건의하기에 이르렀습니다. 제 건의를 받은 출판사의 저자 선생님은 모두 제 의견에 동의하여 교과서에 반영하기로 하였습니다.

　그러나 고등학교『운동과 건강생활』이란 책에는 체형 변화의 원인이 막연하게 나쁜 자세라고 되어 있어 저자 선생님과 의견 교환을 하였으나 실패하였습니다. 저자 선생님들에게 중력이라는 자연 현상을 이해시키는 데 제 실력으로는 한계를 느꼈습니다. 한 번 척추가 휘어지면 절대 교정이 안 되는 것으로 이해하고 있는 것 같았습니다.

　세계적으로 유명한 단거리 선수인 우사인 볼트(대구 육상선수권대회 출전자)는 척추가 상당히 휜 척추측만증임에도 맹활약을 하고 있다는 사실을 누구나 알고 있습니다. 저도 척추전방전위로 13mm가 어긋나 있고 극심한 디스크 척추관 협착증, 척추분리증 증세가 있지만 중력이라는 자연 현상을 이해하고 나니, 허리 병은 결코 병이 아니라고 생각되어 설악산 등을 마음대로 등산하며 지내고 있습니다.

　대한민국 기초과학의 발전은 물론 국민의 건강에 대하여도 연구하고 있는 귀 연구원에서 고등학교『운동과 건강생활』이란 교재를 검토하여 중력이라는 자연 현상과 다르게 기술된 점이 있다면 학생들의 건강을 위해서 올바르게 수정될 수 있도록 노력하여 주십시오.

    제 의견에 동의하지 않는다면 무시해 버려도 됩니다. 그러나 제 의견에 동의하신다면 인간이 허리가 아픈 가장 큰 이유는 운동 부족과 자신의 체중이 누르는 중력 때문이므로 중력을 이길 수 있도록 많이 걷고, 달리고, 철봉·평행봉으로 단련하면 건강하게 살 수 있다는 사실이 국민들에게 널리 전달되어 귀 연구원의 덕으로 모든 국민들이 건강하게 살 수 있는 세상이 도래하기를 희망합니다.

    연구원장님과 연구원님!

    늘 건강하시고, 하시고자 하는 일마다 신의 가호로 만사 형통하시기를 두 손 모아 축원드립니다.

중년의 신사들, 아침에 소변이 잘 나오지 않을 경우 대처 요령

나이가 들면 남자들은 소변을 처리할 때 잘 되지 않아 힘들어하는 경우가 있는 것 같습니다. 그럴 경우 우리 조상들의 지혜를 한번 빌려 보면 어떨까요?

아주 오래 전에는 시골에서 결혼을 하고 신랑이 신부의 집에 오면 신랑을 달아먹는다고 하며 동네 청년들이 모여서 신랑의 발바닥을 방망이로 때렸습니다. 지금 생각해 보니 참으로 과학적인 행동입니다. 방망이로 신랑의 발바닥을 마찰한다는 것은 그날 저녁 사내 녀석의 구실을 잘 하라는 의미가 담겨 있는 것 같습니다.

저는 아침에 잠이 깨면 발과 발을 엇비슷하게 마찰하는 운동을 10분 정도 합니다. 그러면 혈액순환이 잘 되어 상쾌하고, 소변이 잘 나옵니다. 그런데 어느 날은 발과 발을 엇비슷하게 부딪치게 하는 운동을 하지 않고 소변을 처리하려고 하니, 운동을 하는 때와 다르게 느리게 나오는 것이었습니다. 그런 후로는 꼭 발을 부딪치게 하는 운동을 시작하면서 하루 일과를 시작합니다. 우리 조상들이 참으로 지혜롭다는 것을 알게 되었습니다.

안구 건조증 대처 요령

　약 20년 전 어느 봄날에 법무사를 처음 시작한 지 얼마 안 되었을 때의 일입니다. 등기소에 등기 서류를 제출할 경우 법무사가 직접 제출해야 된다고 하여 운전하여 지방 등기소에 가는 중이었습니다. 차 안이 따뜻하여 몹시 건조한 상태가 되어 눈이 아파 고속도로를 운전하는 데 많은 위험을 느꼈습니다.
　병원에 다니면서 치료를 받고 인공 눈물을 넣어도 별로 소용 없이 고통은 계속되었습니다. 하루는 병원에서 진료를 받고 진지한 표정으로 의사에게 애원하다시피 좋은 방법을 알려 달라고 사정하였습니다. 의사는 눈이 건조하여 생기는 것이므로 사면이 바다인 울릉도나 제주도에서 살면 고통이 줄어들 것이라고 하였습니다.
　저는 의사의 말이 옳다고 생각하고 제주도 여행을 갔습니다마는 쉽게 호전되지 않았습니다. 그래서 고민하던 끝에 제주도나 울릉도와 같은 환경을 만들면 될 것이 아닌가 하는 생각을 하게 되었습니다. 곧 사무실에 조그만 분수대를 놓고 창문가에 화분을 놓아 매일 물을 줘서 습도를 유지하였습니다. 그리고 사무실은 물론 집에도 책상 밑과 책장 위에 물을 놓아 습도를 유지하도록 하였습니다.

그런 후 얼마가 지났는지는 잘 모르겠습니다만 눈은 더 이상 안구 건조증으로 불편을 겪지 않고 있습니다. 그래서 스위스인가 어디인가에서 사온 안구 건조증 약을 몽땅 쓰레기통에 버렸습니다. 지금도 눈이 약간 따가운 증상이 생길 때는 침대 밑에 있는 조그만 물그릇을 보면 역시 물이 말라 없어진 상태입니다. 눈이 건조하여 생긴 병이므로 습도를 유지하면 되는 것인데, 모든 것이 내 탓이었습니다.

오래 전에 언론사에서 간부로 오랜 세월 근무한 분과 자동차를 운전하고 갔을 때의 일입니다. 신호등 앞에서 차가 멈추었을 때 손에 물을 묻혀 눈 부위에 문지르니까 그분께서 안구 건조증으로 고생하느냐며 눈 주위에만 물을 묻히지 말고 얼굴 전체에 묻혀야 습도가 오래 유지된다고 하였습니다. 나보다 먼저 아는 사람도 있구나 생각하였습니다. 고생하는 것은 모두 남의 탓이 아니고 내 탓이라는 것을 알았습니다.

○○대학교 병원장님께 드리는 건의문

　국민들의 건강을 위하여 불철주야 노력하시며, 많은 국민으로부터 존경과 신망을 받고 있는 바쁘신 병원장님께 이렇게 글을 올린다는 것이 몹시 조심스럽기도 합니다마는 한번 읽어 봐 주시면 대단히 고맙겠습니다.
　저는 허리가 아파서 평생을 고통당하고 살아온 아주 어리석은 사람입니다. 용하다는 병원은 모두 찾아다녔지만 허리 통증의 원인과 허리를 단련하는 방법에 대해서는 어느 병원에서도 처방은 없었습니다.
　그래서 저는 세상에 안 생겨난 셈치고 저 자신의 몸을 가지고 실험하고 공부하여 허리 통증의 원인과 교정 방법을 알아내기로 작정하였습니다. 오랜 동안 수없이 많이 실험하고 공부한 결과 허리 통증의 원인이 자신의 체중이 누르는 중력에 의하여 발생한다는 사실을 알게 되었습니다.
　허리·무릎 통증에 대한 의료 정보가 너무나 난무하고 있는 실정입니다. 민초들은 우왕좌왕하며 벌침을 맞고 죽기도 하고, 척추전방전위 수술을 하면 낫는 줄 알고 수술을 받고 나서 몸이 마비되었다며 법을 아는 사람 누가 좀 도와 달라고 하소연하는 사람도 있었으며, 또 어떤 사람은 허리 디스크로 고생을 하느니 죽는 것이 좋겠다고 하여 차라리 죽여달라고 남편에게 부탁하여 아내를 붕대로 목 졸라 죽이는 사건 등이 우리나라에서 1년에 여러 건 발생한다는 기사를 읽어 본 적도 있습니다.
　아직도 많은 사람들은 수술을 해야 되는지, 안 해야 되는지 갈등하며 너무나 많은 걱정을 하고 있는 것이 현실입니다. 이에 어리석은 노인네가 다음과 같이 건의를 하니, 검토를 해 보시고 어느 정도 일리가 있다고 생각되면 저와 같은 어리석은 국민들을 위해 가능하다면 원장님이 봉직하고 계신 ○○대학교 병원에서 발표해 주신다면, 이 나라 국민들은 아주 편안하고 행복하게 살 수 있을 것이라고 생각되어 결례를 무릅썼습니다.

병원장님께 드리는 건의문

1. 허리 통증의 원인이 무엇인가?
2. 허리 디스크를 수술하면 낫는 것인가? 수술을 한 후 왜 재발하는가?
3. 척추전방전위증은 왜 수술이 필요한가? 수술을 하면 어떤 원리로 좋아지는 것인가? 움직이는 허리뼈를 못 움직이게 나사못을 박아 고정시키는 것이 과연 환자를 위해 좋은 수술인가?
4. 허리 수술을 늦게 받아 실제로 앉은뱅이가 된 사람이 있는가?
5. 스스로 운동을 통해 허리를 튼튼하게 단련하여 고통에서 벗어날 수는 없는가?
6. 허리 통증의 원인은 많은 시민들이 나쁜 자세라고 알고 있는데, 실제로 좋은 자세, 나쁜 자세가 따로 있는 것인가?

원장님, 늘 건강하시고 원장님의 손길이 닿는 곳마다 이 땅의 민초들의 고통이 사라지고, 하시고자 하는 일마다 신의 가호로 만사 형통하시기를 두 손 모아 축원드립니다.

법무부장관님께 드리는 건의문

국법 질서 수호를 위해 바쁘신 장관님께 서초동에 사는 노인네가 초면에 결례를 무릅쓰고 글을 올립니다. 잘못이 있더라도 너그럽게 이해하여 주시고 한번 읽어 봐 주시면 고맙겠습니다.

건의 사항

검찰청에 의료 전문 부서를 설치하고, 의료 담당 전문 검사를 시급히 양성해야 합니다. 그리하면 남편이 아내를 목 졸라 죽이는 크고 작은 의료 사고는 많이 줄어들 것으로 예상됩니다.

건의를 하게 된 배경

〈날 차라리 죽여 달라〉는 신문기사를 읽고 나서.

지난 4월 4일자 모 일간지에서 금년 1월, 강북구 수유동에 사는 임 모(67세) 씨가 자신의 집에서 허리 디스크로 고생하던 아내 김 모(67세) 씨의 "날 차라리 죽여 달라."는 부탁을 받고 압박 붕대로 아내의 목을 졸라 살해하는 사건이 발생했다는 기사를 본 일이 있습니다.

허리 디스크는 두개골이 눌러서 목이 아프고, 자신의 상체가 누르는 중력에 의하여 허리와 무릎이 아프게 되는 것이므로 자신의 몸이 누르는 중력을 이길 수 있는 힘, 즉 많이 걷고, 달리고, 윗몸일으키기, 자전거 타기, 등산, 철봉, 평행봉 등의 운동으로 허리 주변 근육을 단련하면 허리 통증에서 쉽게 벗어날 수 있습니다. 이렇게 간단한 사실을 몰라서 남편이 아내를 목 졸라 살해하는 어처구니 없는 사건이 일어난 원인에 대하여 아둔한 저는 다음과 같이 생각을 해 보았습니다.

1. 우리나라 중학교 1학년 과학 교과서에서 중력을 설명할 때 사과, 비, 그 외 모든 물체가 땅으로 떨어지는 것을 예로 들어 설명하면서 '우리 인간의

몸'은 예로 들지 않고 있습니다. 때문에 학교에서 배운 것은 실제로 세상을 살아가면서 아무런 쓸모가 없습니다.

    제가 최근에 모 출판사의 중1 과학 교과서 저자 선생님이 근무하는 모 고교를 직접 찾아가서 학생들이 알기 쉽게 교과서를 고쳐 달라고 건의하였습니다. 저자 선생님은 즉답은 하기 어렵고 다른 공저자와 의견을 나눈 후 결정하겠다고 하였습니다. 사실상 제 의견에 동의한 것으로 생각합니다. 또 다른 출판사의 저자 선생님은 전화 및 우편으로 자료를 전달하고 통화하면서 전적으로 제 의견에 동의하며 건의대로 교과서를 고치겠다고 하였습니다. 다만, 교과서를 고치는 것은 교육부에서 정하는 일정한 주기가 있다고 하였으며, 그때 바로 고치겠다고 하였습니다.

2. 신문이나 TV 등에서 허리 전문가들은 허리 병의 원인이 아직 밝혀지지 않았다고 하면서 이를 숨기려고 하는 것 같습니다. 그나마 일부 양심적인 사람들은 두 발로 직립보행을 하기 때문에 허리가 아픈 것이라고 합니다. 인간이 두 발로 걷지 않으면 쉽게 이동할 수 없으므로 직립보행은 반드시 필요한데, 직립보행을 하므로 허리 통증은 당연한 것으로 알리고 있는 것 같습니다. 짐승은 네 발로 이동하지만 인간은 두 발로 움직이므로 짐승보다 인간이 중력을 배로 더 받고 있을 뿐입니다. 곧 자신의 체중이 누르는 중력을 이길 수 있도록 단련하면 되는 것입니다. 허리 통증의 원인은 체중이 누르는 '중력'이라고 알려 주면 됩니다.

3. 허리가 아픈 사람이 허리 통증의 원인과 이를 해결하는 방법을 스스로 알아내려고 하는 생각이나 자연 친화적인 생활을 하지 않고, 기업의 상업적 소비 문화를 스승으로 삼고 살아가기 때문입니다.

    우리 조상들은 먹거리를 찾기 위하여 하루 종일 들판을 누비면서 살아왔습니다. 그러나 현대 문명이 발달되고 나서 집 주변에 울타리를 치며 살다가 점차 주택이나 아파트에 살면서, 튼튼한 철제 출입문을 만들게 되면서 들판을 뛰어다니며 살던 야생의 기질은 사라지고 겁쟁이가 되었던 것입니다.

겁이 나기 때문에 꾀만 늘고, 나보다 강하고 힘이 센 사람에게는 무조건 복종하며, 나보다 약한 사람은 깔보고 무시하는 생각이 지배하고 있어서 삼라만상의 이치를 스스로 판단하는 능력을 상실했기 때문일 것입니다.

인간이 병에 걸리는 가장 큰 이유는 자신의 몸이 누르는 중력(비만하면 중력을 크게 받음.)과 운동 부족 때문입니다. 그러나 전문 직업인들은 '중력'이라는 단어를 사용하는 것을 금기시하고 있는 것 같습니다.

4. 검찰에 의료 담당 전문 검사가 있는 부서가 없기 때문입니다. 시급히 의료 전문 부서를 설치 및 의료 담당 전문 검사를 양성해야 할 것입니다.

최근 우리나라 국민의 의료비가 51조 원 상당이 소요되었고, 크고 작은 의료사고가 빈발하고 있는데도 공익의 대표자인 검사가 중요한 의료사고에 대하여 너무나 무관심하고 있기 때문에 평생을 함께 살아온 아내를 목졸라 살해하는 끔찍한 일이 발생하지 않았는가 생각합니다.

공익의 대표자인 검사는 촉탁살인죄로 수사하고 기소만 하면 공익의 대표자로서의 권리와 의무를 다 수행한 것으로 생각하고 있는 것은 아닌지 심히 염려스러우며, 이런 상태가 지속된다면 유사한 사건은 계속하여 발생할 것입니다. 지난번에는 허리 디스크에 좋다고 하여 벌침을 10회 맞은 사람이 사망하였다는 기사를 봤고, 며칠 전에는 부산에서도 벌침을 맞고 사망하였다는 뉴스를 접한 일도 있습니다.

또한 지금까지는 의료 사고가 발생하여 피해자가 고소를 하면 조사를 한 후 적법 여부를 의사협회에 조회하여 그 조회 결과가 수사에 큰 영향을 미친 것으로 알고 있습니다. 그러나 아무리 화가 나도 팔은 밖으로 굽지 않는다는 말이 있습니다. 올바른 의료 행위인지 여부를 판단할 수 있는 능력 있는 의료 전문 검사를 시급히 양성해야 합니다. 그렇게 할 때 국민들은 안심하고 의료 행위를 받을 수 있으며, 명실공히 공익의 대표자인 검사를 신뢰하고 존경하게 될 것입니다.

장관님! 늘 건강하시고 장관님의 펜 끝이 닿는 곳마다 정의가 살아 숨쉬는 살맛나는 세상이 되기를 두 손 모아 축원 드립니다.

법무부 답변

수신 : 이희숙 귀하

제목 : 민원 회신

1. 평소 법무 검찰에 관심을 가져 주셔서 감사합니다.
2. 법무부는 의료 분야를 포함한 전문 분야 수사 역량 등 전문성 제고를 위해 노력하고 있습니다.
3. 귀하께서 보내 주신 소중한 의견은 법무 · 검찰 행정 업무에 참고하도록 하겠습니다. 아울러 댁내 건강과 행운이 함께하시길 기원합니다. 끝.

'일체유심조'란
무엇을 의미하는 것일까?

　제가 허리가 아파서 어떻게 하면 허리를 튼튼하게 할 수 있을까 고민하다가 동국대학교 불교대학원에 다니게 되었습니다. 그 소리를 들은 친구가 '일체유심조(一切有心造)'가 무엇인지 아느냐고 물었습니다. 그때부터 저는 그 말의 의미를 곰곰이 곱씹게 되었습니다.
　'일체유심조'란 화엄경에 나오는 말씀으로, "모든 것은 오로지 마음이 지어내는 것이다."라는 뜻입니다. 우리가 보고 듣는 삼라만상도 모두 마음이 지어낸 것이라는 말씀입니다. 이 말씀이 갖는 교리적 의미는 제쳐두고 일반적인 의미로 그 뜻을 읽자면 "모든 것은 마음먹기에 달렸다."고 해석할 수 있습니다.
　똑같은 상황을 두고도 마음을 어떻게 먹느냐에 따라 엄청난 결과의 차이를 가져옵니다. 예를 들어 어떤 사람이 험난한 강을 건너가는데 중간쯤 건너갔다고 칩시다. 이때 긍정적인 마음을 가진 사람은 '벌써 반이나 왔다!'라고 생각하며 더욱 용기를 내어 끝까지 강을 건너갈 것입니다. 하지만 부정적인 생각을 가진 사람은 '아직도 절반밖에 못 왔구나!'라고 생각하며 절망하여 여행을 포기하고 말 것입니다.

이처럼 똑같은 상황인데도 마음을 어떻게 먹는가에 따라 정반대의 결과를 낳습니다. 이와 같이 우리가 마음을 어떻게 쓰는가에 따라 모든 것이 달라집니다.

질병도 마찬가지입니다. 내가 비록 건강이 좋지 않고 병을 앓게 되었다고 해도 '나는 움직일 수 있고, 노력할 수 있으니 완쾌될 수 있다!'고 생각하면 그날부터 병은 호전되고 그 사람이 맞이할 내일은 희망이 있습니다. 하지만 '나는 늙고 병들어 이제 인생을 다 살았다!'라고 생각하면 그 순간부터 정말 상황은 끝입니다. 상황은 날마다 악화되고 병세는 깊어질 것입니다.

이처럼 똑같은 상황이라고 해도 어떻게 마음을 먹는가에 따라 나의 운명과 미래는 정반대로 달라집니다. 지금 어디 몸이 불편하고 아프다고 해서 좌절하거나 포기하면 절대 안 됩니다. 포기하는 순간 질병이 나를 지배하게 됩니다. 하지만 긍정적인 마음으로 회복될 수 있다는 희망을 갖고 노력하면 상황은 반전됩니다.

일체유심조! 모든 것은 마음먹기에 달렸습니다. 그 한 마음을 어떻게 쓰느냐에 따라 우리의 삶이 결정되고, 우리의 인생이 결정됩니다. 지금 내가 어떤 상황에 처해 있든 그로부터 벗어나는 것은 한마음, 고쳐먹는 것으로부터 시작합니다. 허리 통증과 관절 통증으로 고생하고 있다고 해서 마음까지 병들어서는 안 되는 이유가 여기에 있습니다. 마음이 병들지 않은 이상 우리 몸은 다시 건강해질 수 있습니다. 그와 같은 확고한 믿음을 갖고 건강한 내일을 위해 오늘 운동하고 노력하시기 바랍니다.

나 홀로 소송, 나 홀로 운동법

지금부터 10여 년 전, 서울중앙지방법원 강당에서 법무사 연수교육이 있었습니다. 강사로 나오신 총무부 부장판사님이 하시는 말씀이, 앞으로 법원에서는 일반 시민들이 변호사나 법무사를 거치지 않고 가능하면 홀로 소송이나 등기를 할 수 있도록 모든 양식을 만들어 인터넷에 공개하고, 법원에 양식을 비치할 예정이며, 이를 위한 모든 계획이 차질 없이 진행되고 있다며, 변화하는 세상에 잘 적응해야 생존할 것이라고 강조하였습니다.

법무사를 하고 있는 저로서는 크게 환영할 입장은 아니지만 많은 시민들을 위하여 '나 홀로 소송 나 홀로 등기'를 할 수 있도록 한다고 하니, 넓게 생각하면 참으로 환영할 만한 일입니다. 시민들을 위하여 노력하는 공직자의 모습에 든든함을 느꼈습니다.

저는 전에는 재수가 없으면 병에 걸리는 줄 알았습니다. 그러나 병에 걸릴 만한 행동을 했기 때문에 병에 걸리는 것이며, 병에 걸리는 것도 반드시 인과 관계가 있다는 것을 알고 나니, 병에 걸린다는 것이 그리 두렵지가 않습니다.

고등학교 체육 교과서를 살펴보니 성인병을 예방하려면 걷기, 달리기, 등산, 자전거 타기, 수영 등을 해야 한다고 되어 있습니다. 그러나 정부 산하 단체에서 만든 홍보 책자에는 위와 같은 운동은 없고, 마치 65세 이상 노인이 되면 아파서 거동이 힘들어 일어나지도 못하고 누워서 겨우 다리만 들어 올렸다 내렸다 하는 정도의 운동이 옳은 것처럼 홍보하고 있는 것 같아 안타까운 생각입니다. 물론 개인차가 워낙 심하니까 누구를 기준으로 만든다는 것이 참으로 어려울 것입니다.

남을 탓하기 전에 자신의 몸은 자신이 잘 알고 있으므로 시민들도 법원처럼 자신에게 맞는 운동법을 만들어 놓고 운동하면 건강하게 지낼 수 있다고 생각합니다. 물론 운동은 일회성이 아닌 지속적으로 살아 있는 동안에는 매일 꾸준히 해야 합니다.

나이가 들어감에 따라 세상을 살아온 경험이 많으므로 몸과 마음을 청정하게 해야 합니다. 나이가 들어서 건강하게 사는 것이야말로 자식을 도와 주는 길일 것입니다.

아픈 것을 참으며 죽을 때까지 기다릴 필요는 없다

　지금부터 10여 년 전 허리가 몹시 아픈 상태에서 어느 병원이 용하다고 하여 간 일이 있었습니다. 의사는 저의 몸을 살펴보더니 허리가 철저히 망가져서 다시 태어나야 건강하게 살 수 있지, 이 세상에서는 건강하게 살 수가 없다고 하였습니다. 허리가 너무나 상태가 좋지 않아 자신이 해 줄 수 있는 것이 하나도 없다는 것이었습니다.
　그러므로 죽는 날까지 허리가 아픈 고통을 참고 살다가 죽은 후에 다시 태어난다면 그때는 허리가 아프지 않을 것이므로 죽는 날까지 아픈 것을 참고 살아야 한다는 진단이었습니다. 당시의 기술로는 수술을 해도 안 되고, 약 10년쯤 후에는 수술 기술이 발달되어 수술로 효과를 볼 수 있을지 모르나 당시로서는 고통을 당하는 것 외에 다른 방법이 없다고 하였습니다. 결론적으로 허리는 전혀 튼튼하게 하는 방법이 없고, 고통을 참고 살다가 죽는 수밖에 없다는 것, 지나고 보니 너무나 어처구니가 없는 처방이었습니다.

　허리를 단련하여 설악산도 등산하며 지내고 있는데, 지금 생각해 보면 그때 제 몸을 살펴본 의사는 허리 통증의 원인이 자신의 몸이 누르는 중력임을 모르고 있었던 것 같습니다. 허리 통증의 원인은 '중력'입니다.

　그 의사가 당시 허리 통증의 원인이 중력이라는 말을 한마디만 했더라면 짧은 인생 그 험한 고생을 안 하고 살았을 터인데, 제 스스로 중력을 알아내기 위하여 너무나 많은 시간과 돈이 들어갔습니다.

　최근에는 몸 상태가 너무나 좋아져서 많이 교정된 것으로 생각하고 다니던 병원에 갔습니다. 병원에 가서 의사에게 허리는 아프지 않고 지난 추석 때 설악산 11시간 등산을 하는 데 아무런 불편을 느끼지 않았다고 하면서 골반 허리가 얼마나 교정되었는지 궁금하여 사진을 찍어 보려고 왔다고 하였더니, 의사가 웃는 것이었습니다. 나이가 들었는데 어떻게 교정이 되겠느냐는 표정이었습니다. 사진을 찍어 본 결과 골반 비뚤어진 것과 척추전방전위 증세가 각각 1mm씩 교정되어 있었습니다. 최근 몸 상태가 너무나 좋아져서 적어도 3~4mm는 교정된 줄 알았는데, 약간 실망을 하였습니다. 앞으로는 사진은 찍어 볼 필요도 없이 열심히 운동을 하며 활기차게 생활하기로 하였습니다.

　죽을 때까지 아픈 것 참고 지내라는 말은 믿지 마시기 바랍니다. 저는 그 말을 믿고 오랜 시간 불안·초조·공포 속에서 고생하다가 스스로 알아내기로 생각하고 동국대 불교대학원에 선학과에 입학하였습니다.

고통을 당하는 원인은 몸 때문이 아니라 고통의 원인을 모르는 깨닫지 못한 무지몽매한 상태인 무명에 있다는 사실을 배우고 나서, 허리 통증의 원인이 중력임을 알아내고 고통의 원인을 제거하는 운동을 꾸준히 하며 큰 불편 없이 생활하고 있습니다.

아직도 허리 통증으로 고생하는 분들에게 저의 경험담이 조금이라도 도움이 되었으면 합니다.

건강한 삶을 이 순간 즐겨라. 건강한 삶을 실현하기 위하여 죽을 때까지 기다릴 필요는 없다.

You can enjoy your healthy life right now in this moment. No need to wait until the last moment of your life to realize the value of good health.

평지를 사알살 걸어서는
허리를 튼튼하게 할 수 없다

　만약 어떤 사람이 평지를 아침저녁으로 사알살 걸으라고 한다면 어떤 이치로 허리가 좋아질 수 있는지 문의해 보세요. 힘들지 않게 평지를 사알살 아침저녁으로 20분 정도 걸어서는 허리가 강해질 수 없습니다. 저는 경험으로 알고 있습니다. 그렇게 사알살 몇 년을 걸어도 허리가 강해지기는커녕 약해져 가기만 하였습니다.

　어느 날부터는 흙길로 되어 있는 오대산을 등산하기로 마음먹었습니다. 상원사에서 적멸보궁, 비로봉, 상왕봉, 북대선사를 거쳐 상원사 주차장까지 첫 산행길에 우산을 받고 약간 두렵기는 했으나 등산하였습니다. 함께 간 처에게 같이 하자고 하였더니 자신은 허리가 아프지 않으므로 적멸보궁까지만 가고 상원사 찻집에서 기다린다고 하여 얄밉기도 하였습니다. 그러나 자신의 몸 관리를 잘못한 죄인으로서 아무 말 없이 산행하였습니다.

혜초 스님은 머나먼 길을 자신을 위해서가 아니라, 불법을 배워서 고생하는 민초들에게 올바르게 사는 법을 알려 주기 위하여 죽을지도 모를 머나먼 길을 수년 간에 걸쳐 걸어갔습니다. 혜초 스님을 생각하며 힘들어도 참고 산행을 계속하였습니다. 약 5시간에 걸쳐 산행을 무사히 마쳤습니다. 그 후 매 주말마다 오대산 등산을 하고 약 3개월 후에는 설악산 대청봉을 정상까지 산행하기도 하였습니다.

처음에는 평지를 사알살 걷다가 그 다음부터는 점차 강하게 운동해야 근육과 뼈, 심장, 폐 등이 튼튼해집니다. 몸을 힘들게 움직이지 않고 튼튼하게 하려고 하는 것은 마치 노동현장에서 남들은 힘들게 땀 흘려 일하는데 자신은 노동을 해 본 경험이 없어 못한다고 하며 구경만 하고 품삯을 받으려는 것과 같습니다. 이는 아주 잘못된 것입니다.

또 어떤 사람은 말합니다. 평지를 걷는 것은 좋으나 허리가 약한 사람은 등산은 위험하다며 하지 말라고 합니다. 평지를 걸어가는 것도 걷는 것이며, 산을 등산하는 것도 걷는 것입니다. 경사진 곳을 걸어가니 자연적으로 상체를 숙이게 되어 척추전방전위증은 교정이 되고, 심장·폐·근육 등이 발달되어 몸이 좋아진다는 것을 알게 되었습니다.

허리가 약한 사람은 평지를 걷는 것은 좋으나 등산은 위험하다고 하는 사람은 허리 아파 본 일이 없는 것으로 생각됩니다. 아파 본 경험이 없으므로 허리가 아픈 사람은 몸이 약하니까 등산하는 것은 막연하게 위험하다고 생각하는 것 같습니다. 저는 꾸준히 오대산 등을 하루에 5~7시간 정도 매주마다 등산하여 허리가 튼튼해지는 것을 체험하였습니다.

 짧은 시간에 자신의 체력을 강하게 만드는 지름길은 어떤 운동보다도 등산이 가장 효과적이라는 것을 경험을 통하여 알고 있습니다. 아무리 등산이 좋다고 해도 자신의 체력을 생각하여 무리하지 않도록 해야 합니다. 걸어가다가 힘들면 쉬었다 걸으며 자신이 편안한 대로 하면 됩니다. 그리고 오르막길을 올라가다가 힘들면 소처럼 네 발로 걸어도 가보세요. 그러나 내리막길을 네 발로 걸어가면 위험합니다. 내리막길은 스틱을 사용하며 안전하게 걸어가야 합니다.

 허리와 무릎이 불편한 사람이 등산하기 좋은 곳은 남한산성입니다. 산성역에서 내려 올라가면 됩니다. 산성역에서 남문 주차장까지 걸어서 올라가고 내려올 때는 버스 타고 산성역까지 와서 지하철을 타고 귀가하다가 지금은 내려올 때도 걸어서 산성역까지 와서 지하철을 타고 귀가합니다.

 다른 사람은 건강한데 왜 하필 나만 허리가 아플까 생각해 보았을 것입니다. 결론은 간단합니다. 운동 부족입니다. 남들은 평소 운동을 많이 하여 허리 주변 근육이 단련되어 있어 자신의 체중이 누르는 중력을 이길 수 있기 때문에 아프지 않지만, 아픈 사람은 운동 부족으로 인하여 허리 주변 근육이 단련되어 있지 않기 때문입니다.

강직성 척추염 환자의 운동법

　강직성 척추염은 왜 발생하는지 아직 정확히는 모른다고 합니다. 그러나 저는 다른 허리 병과 마찬가지로 중력에 의하여 발생하는 것이 아닐까 생각을 합니다. 강직성 척추염은 척추가 앞으로 굽게 되는 질병으로, 상체가 앞으로 휘게 되어 허리를 꼿꼿하게 펴지 못하고 엉거주춤한 자세로 걷게 됩니다. 외관상 보기도 좋지 않지만 민첩성 등이 떨어져 생활에 지장이 있을 것입니다. 다른 허리 병과 마찬가지로 아침에 자고 일어나면 허리가 뻣뻣하여 통증을 느끼게 될 것입니다.
　이를 교정하는 방법으로는 다른 허리 질병과 마찬가지로 철봉에 매달리고 많이 걸어야 합니다. 뒷동산이나 공원에 가면 폐타이어를 땅에 심어 둔 것을 볼 수 있는데, 이곳에 등을 대고 누우면 중력에 의하여 교정이 될 수 있습니다. 집에서는 휴식을 취할 때 등에 베개를 대고 누우면 타이어 위나 볼 위에 누워 있는 것과 같은 효과를 볼 수 있어 교정하는 데 많은 도움이 될 것입니다.

2013년 3월 9일 KBS 〈생로병사의 비밀〉이라는 프로그램에서 의정부에 산다는 서○○님은 강직성 척추염으로 고생을 하는데, 볼 위에 누우면 편안해지지만 다시 내려오면 아프다고 합니다. 그래도 자주 반복하면 됩니다. 중력에 의하여 앞으로 굽은 상체를 베개나 볼에 누워서 반중력(Anti-gravity) 상태를 만들어 주면 됩니다. 어떤 허리 병이든지 간에 아픈 사람은 허리가 뻣뻣합니다. 그러므로 허리를 부드럽게 해 주면 되는 것입니다. 곧 운동을 많이 해 주면 열이 나서 허리뼈가 부드럽게 됩니다.

쇳덩어리도 열을 가하면 물처럼 쇠가 녹아 흘러 내리기 때문에 우리가 '쇳물'이라고 부릅니다. 모든 물체는 차가워지면 얼고, 얼음은 뜨거워지면 녹는다는 사실만 이해를 한다면 허리 병은 웬만하면 자신이 다 고칠 수 있는 것으로 저는 생각합니다.

강직성 척추염으로 고생하는 사람도 마찬가지로 걷기, 철봉에 매달리기 등의 운동과 윗몸일으키기 운동기구에 다리는 위로, 상체는 아래로 매달려 누워 있기만 해도 중력에 의해 교정됩니다. 가장 직접적인 효과를 위해서는 아치 자세·활 자세 등을 하고, 볼(아니면 배구공이나 축구공을 사서 사용해도 됩니다.)·베개·폐타이어 위에 누워 있으면 그 자체만으로도 큰 효과를 볼 수 있습니다. 물론 철봉, 평행봉에 매달려도 중력에 의해 교정됩니다. 그런데 그 원리를 이해하려고 하지 않고 다만 자신의 건강에 아무런 책임도 지지 않는 남의 말만 귀담아들어 고생을 합니다.

서초동에 있는 어느 학교 정문 앞에서 구두를 수선하시는 분은 극심한 강직성 척추염으로 고생하고 있었습니다. 고개를 들고 전방 주시가 어려울 정도로 극심하여 너무나 안타까웠습니다. 그래서 폐타이어나 등에 높은 베개를 대고 누워 있기만 해도 교정될 것이라고 알려 주려고 대화를 시도했지만 그분은, 자신은 워낙 심하여 안 된다며 아예 들으려고 하지도 않았습니다. 구두 수선하는 사람들이 다 그런 질병을 앓는 것이 아닌데, 그분이 그런 걸 보면 하루 종일 고개를 숙이고 일하고는 운동도 하지 않고 그대로 잠을 자기 때문에 발병하지 않았나 생각됩니다.

자신이 당하고 있는 고통을 이겨 내고 병을 고치려면 누구보다도 자기 자신이 그 병에 대하여 많이 알려고 노력해야 합니다. 서초동에서 구두 수선하시는 아주 심한 강직성 척추염을 앓고 계시는 분은 구두를 수선하면서도 건강하게 지내는 분을 찾아가서 그분은 퇴근 후 어떤 운동을 하고 지내는지 알아보려고 하는 노력이 필요합니다. 강직성 척추염으로 고생하는 분이 있다면 2013년 3월 9일자 KBS 〈생로병사의 비밀〉을 시청하여 보시기 바랍니다.

김장 후 허리가 아프면
어떻게 해야 할까?

    요즘은 물질 문명의 발달로 인하여 많은 일을 기계가 대신해 주기 때문에 가정 주부들의 운동량이 많지 않습니다. 때문에 근육이 발달되지 않아 하루 종일 쪼그리고 앉았다 일어났다 하면서 김장을 하고 나면 몹시 피곤할 것입니다.
    김장을 하고 나서 피곤하거나 허리가 아프면 아마도 김장을 해서 아프다고 생각하기가 쉽습니다. 그러나 사실은 평소의 운동 부족으로 인하여 허리 주변 근육이 단련되지 않았기 때문입니다.
    허리가 아픈 것을 해소하는 것은 간단합니다. 철봉에 10초 정도씩 자주 매달리고 운동장을 빠른 속도로 걸어 주면 허리 주변 근육이 단련되어 통증은 곧 해소될 것입니다.
    학교 운동장에 비치되어 있는 윗몸일으키기 운동기구에 상체는 아래로, 하체는 위로 하여 잠시만 누워 김장을 하다가 눌린 허리뼈를 쭉 펴 주면 통증은 사라집니다. 허리 통증의 원인이 자신의 체중이 누르는 중력이라는 사실과 운동 부족에서 온 것이라는 것만 이해한다면 그 지긋지긋한 통증에서 쉽게 벗어날 수 있습니다.

비만학회를 찾아가다

지난 10월 10일자 모 일간지에 〈노년층, 갈수록 뚱뚱 65세 이상 40% 체중 적신호〉라는 기사를 읽었습니다. 특히 농촌에 사는 노인들이 최근에 더 뚱뚱해지고 있다고 합니다. 기사 내용 중에 ○○비만학회에서는 노인 여성 중 40% 이상이, 남성은 25.7%가 비만에 속한다고 하였습니다. 또한 비만하면 심장병 발생률이 높아진다고 하였습니다.

우리나라 노인 중 남성은 42%가 정상 체중을 유지하고 있고, 여성은 35%가 정상 체중을 유지하고 있다고 합니다.

나이가 들수록 체중 관리에 대한 인식이 부족하다며, 시간이 지날수록 비만 인구가 늘어나게 되므로 정부가 관심을 기울여야 한다고 어떤 연구원은 말하기도 하였습니다. 그러나 밥 많이 먹고 뚱뚱이가 되는 것을 누가 막을 수는 없을 것입니다.

저는 이 기사를 읽고 나서 며칠 후, 친구와 함께 ○○비만학회를 찾아갔습니다. 찾아간 이유는 뚱뚱하면 체중이 누르는 중력에 의하여 심장병 발병률이 높은 것은 당연하며, 심장병만 예로 제시하고 허리·무릎 통증에 대해서는 언급이 없어서 앞으로 기회가 되면 비만은 심장병뿐만 아니라 허리, 무릎도 아프게 된다는 사실을 언급하여 달라고 말하기 위해서입니다.

외부인인 제게 사무실 문을 열어 주지 않아 힘겹게 문을 열도록 하고 문 앞에서 신문을 보고 찾아왔다고 하니, 직원이 의사 선생님은 안 계신다고 하였습니다. 그래서 신문기사 내용 중 비만하면 심장병에 걸릴 위험이 높다고 하였는데, 비만하면 허리와 무릎도 더 아프게 된다는 사실을 기회가 되면 언급해 달라고 건의하러 왔다고 하였습니다.

의사 선생님이 안 계신다고 하여 우편으로 건의하겠다고 하였더니, 우편으로 건의해도 답은 해 주지 않을 것이라고 하였습니다. 회원에 가입하면 학회에서 주최하는 세미나에 참석할 수 있느냐고 물었더니, 회원은 세미나에 참석할 수 없다고 하였습니다. 시민의 건강에는 별 관심이 없는 듯하여 발길을 돌렸습니다.

그렇습니다. 아무도 나 자신의 건강에 대하여 관심을 가져 주는 사람은 없습니다. 몸이 비만해진다는 것은 음식물은 많이 섭취하고 운동을 하지 않아 몸이 뚱뚱해지는 현상을 말합니다. 쉽게 말하면 병에 걸려가고 있는 확실한 증거입니다.

우리나라 사람들은 지난날 워낙 먹을 것이 없어 굶던 시절을 생각하며 보상 심리로 먹거리가 풍부한 오늘날 많이 먹는 것이 좋은 것인 양 음식물을 많이 섭취합니다. 그리고 운동은 하지 않아 비만한 몸이 되어 결국은 고통을 당하게 됩니다.

예전에는 자신의 키에서 110을 뺀 체중을 정상 체중이라고 하였습니다. 예를 들어 저는 키가 164cm이므로 110을 뺀 54kg이 저의 정상 체중입니다. 그런데 요즘은 알기 어렵게 계산을 합니다. 전처럼 자신의 키에서 110을 뺀 무게가 자신의 정상 체중이라고 생각하면 됩니다.

체중을 줄이는 방법은 음식을 적당히 섭취하고 많이 움직이는 것입니다. 퇴직을 한 분은 하루 2~3시간 정도 걷는 것이 가장 쉽고 빠를 것입니다. 걷다가 힘들면 쉬었다가 걸으면 됩니다. 억지로 할 필요는 없습니다. 나 자신의 건강은 내가 가장 잘 알고 있습니다.

우리나라에서는 가장 부자 동네인 강남에 사는 사람들이 가장 날씬하다고 합니다. 가난한 사람이 비만한 경우가 많다고 합니다. 가난하다고 하여 자존심까지 잃어 버리고 한꺼번에 음식을 지나치게 많이 먹고 운동하지 않으면 비만하게 되고, 비만하면 각종 병에 걸려 더욱더 가난하게 될 확률이 높습니다. 돈이 적든 많든 간에 음식을 적당히 먹고 꾸준히 운동하여 건강하게 생활해야 자식들에게 부담 주지 않고 나잇값 하며 떳떳하게 사는 길일 것입니다.

현대인의 수명은 길어지고 벌어 놓은 돈은 줄어들고 있으니, 적당히 먹고 꾸준히 운동하여 건강하게 생활하는 것이야말로 확실한 노후 대비책일 것입니다.

오목가슴,
팔굽혀펴기 운동으로
가슴이 쫙 펴질 것

저는 키가 작고 체구도 작아서 다른 사람에 비하여 힘이 약합니다. 그래서 호박을 심을 때도 후배들의 도움을 받아서 호박 구덩이를 판 일도 있습니다. 그러나 스스로 해결하기로 마음먹고 3년 전부터 헬스 클럽에 가서 운동을 하기 시작하였습니다. 특히 팔굽혀펴기 운동을 많이 한 결과 가슴이 쫙 벌어져서 지금은 호박 구덩이를 혼자 깊이 파서 호박을 심고 박을 심기도 하였습니다.

금년에는 글자 그대로 대박이 났습니다. 박을 두 구덩이 심었는데, 생각보다 많이 열려서 전기톱으로 톱질해서 삶은 후 바가지를 만들었습니다. 정말로 기분이 좋았습니다. 저희 사무실에 오셔서 저에게 명함을 주시면 저는 그분이 앞으로 대박나기를 바라는 의미에서 그 명함을 제가 직접 만든 박에 담아 두곤 합니다.

그런데 어떤 신문을 보니 가슴이 움츠러든 사람은 몸을 약간 절개해서 금속막대를 집어 넣어 치료한다는 기사를 본 일이 있습니다. 그리고 2년 정도 지난 후 금속막대를 빼면 가슴뼈가 완전히 좋아진다고 합니다.

  제가 전문 지식인이 아니라서 무어라고 말할 수는 없지만, 팔굽혀펴기 운동을 수시로 하면 가슴이 쫙 벌어져서 가슴뿐만 아니라 어깨 근육도 발달되어 보기에도 좋고, 건강에도 좋습니다. 제가 존경하는 모 의대 김 모 교수님도 병원에서 근무 시 책상에 두 손을 짚고 팔굽혀펴기 운동을 수시로 한다고 하였습니다. 꾸준한 운동으로 단련하시기 바랍니다.

장작불은 장작이 없으면 꺼진다

나무 때문에 타는 장작불은 오로지 나무가 공급될 때만 탄다. 그러나 더 이상 나무가 없으면(공급되지 않으면) 바로 그 자리에서 불이 꺼진다. 조건이 바뀌었기 때문이다.

A fire that burns on account of wood burns only when there is a supply, but dies down in that very place when it (the supply)is no longer there, because the condition has changed.

조건 따라 생기는 것은 일시적이며 영원하지 않다. 지혜로서 이를 보는 자는 고통에서 태연해지며, 이는 청정함에 이르는 길이다.

All conditioned things are impermanent when one sees this in wisdom, then one becomes dispassionate towards the painful. This is the path to purity.

나무 때문에 타는 불은 나무가 없으면 불이 꺼진다는 사실을 모르는 사람이 있을까요? 나무라는 것이 있어야 불이 타는 것인데, 나무를 공급하는 조건을 변경해서 나무를 공급하지 않으면 장작불은 더 이상 타지 않고 꺼집니다. 2600년 전 고타마 붓다가 한 말입니다.

고타마 붓다는 모든 것은 원인이 있다, 원인을 알려 주고 원인을 제거하는 법을 알려 줘서 스스로 고통을 치유하여 고통에서 벗어나는 방법을 알려 주신 분이라고 합니다.

허리 통증도 마찬가지입니다. '왜 허리가 아팠을까?' 원인을 알아내서 원인을 제거하면, 즉 조건을 변경해 주면 허리는 더 이상 아프지 않게 됩니다. 그런데 이렇게 간단한 사실을 설명해도 왜 대부분의 사람들은 모를까요? 제가 생각해도 참으로 신기합니다.

하늘에 떠 있는 보름달은 특정인만이 볼 수 있다고 착각하고 있는 것 같습니다. 유치원 때부터 열이 나고 배가 아프면 병원에 간다고 가르쳤기 때문에 스스로 생각하는 정신이 부족한 것은 아닐까요?

지금은 세상이 좋아져서 누구든지 의학, 법학, 천문학, 물리학 등 어떤 학문이든지 마음만 먹으면 배울 수 있습니다. 따라서 누구든지 스스로 알아내려고 하는 노력이 필요합니다.

그렇다면 목·허리 통증의 원인은 무엇일까요? 목·허리 통증의 원인을 알아내서 원인을 제거하면 되는 것입니다. 모든 것은 원인에서 생겨나는 것입니다. 전문 지식인은 목과 허리의 통증이 왜 생겼는지 원인을 말하고, 원인을 제거하는 방법을 알려 줘서 환자를 안심시키고, 원인을 제거해서 고통으로부터 벗어나게 하는 사람이라고 생각합니다. 그러나 그분도 그 누구도 알려 주지 않습니다. 그러므로 자기 자신을 등불 삼아 스스로 알아내면 됩니다.

목·허리 통증의 원인은 여러 가지라고 생각합니다. 불교에 의하면 모든 것이 상대적으로 연관되어 있기 때문에 이것이 '제1 원인'이라고 하면 안 된다는 것입니다. 그러나 저는 제 몸을 가지고 수십 년간 실험하고 공부하여 목·허리 통증의 주요 원인은 자신의 체중이 누르는 중력과 평소 운동 부족으로 인하여 자신의 몸이 누르는 중력을 이길 수 없어서 생기는 것으로, 허리 주변 근육이 단련되어 있지 않거나 의자에 오랜 시간 앉아서 일하는 것 등이 허리 통증의 중요 원인이라는 것을 알게 되었습니다.

그러므로 허리 통증이 생길 수 없도록 많이 걷고, 달리고, 등산, 철봉 등 운동으로 조건을 변경하면 누구나 목·허리·무릎 통증에서 벗어나 편안하게 지낼 수 있습니다.

'척추분리증'이란?

　허리뼈가 손상된 것을 '척추분리증'이라고 합니다. 저도 처음에는 척추뼈가 손상되어 허리뼈에서 떨어져 나간 것을 말하는 것으로 알았으나 허리뼈가 여러 가지 원인으로 인하여 뼈에 금이 가거나 손상된 상태를 척추분리증이라고 합니다. 그러나 현실은 척추에서 한 부분이 떨어져 나간 것으로 오해하는 사람들이 많은 것 같습니다.
　지난 달 9일에는 강변역에서 진부행 버스를 타고 진부를 거쳐 상원사에서 내려 오대산을 등산하다가 상왕봉에서 등산객을 만났습니다. 그분은 척추분리증은 운동을 해도 아무런 소용이 없다고 강조하였습니다. 척추가 분리되어 떨어져 나왔으니, 아무리 운동을 한다고 해도 다시 제자리로 갈 수는 없다는 설명이었습니다.
　그러나 제가 보기에 그분은 실제로 허리를 아파 본 경험이 없는 것 같았습니다. 실제로 척추분리증으로 고생하였다면 자신의 경험을 통하여 어느 정도는 알았을 것입니다. 즉, 척추분리증이라고 하니까 일반적인 상식으로는 척추뼈가 떨어져 나온 것으로 생각하기 쉽습니다. 그러나 척추분리증은 뼈에 금이 가거나 조금 손상된 상태를 말합니다. 척추분리증은 아무런 걱정을 할 필요가 없는 질병입니다.

2003년경 저희 사무실에 신경외과 전문의가 등기를 하러 고객으로 오신 적이 있습니다. 저는 차마 척추관협착증, 척추전방전위증으로 고생하고 있다는 말은 부끄러워 못하고 분리증 증세가 있다고 하였더니, 신경외과 전문의는 분리증은 윗몸일으키기 동작을 가끔 해 주면 아무런 걱정이 없다고 하였습니다.

그러나 어떤 분은 척추분리증 증세가 있는 사람은 윗몸일으키기를 하지 말라고 하는 분도 있다고 합니다. 만약 그런 말을 들으면 왜 안 좋은지, 어떤 운동이 좋은지 문의해 보세요. 저는 척추분리증, 척추전방전위증, 협착증 등 극심한 디스크 증상이 있지만 설악산, 오대산 등을 편하게 등산하며 지내고 있습니다. 좋은지 나쁜지는 자신이 해 보면 알게 됩니다.

내설악 백담사, 오세암을 다녀오다

    2014년 12월 7일 일요일 오전 6시 10분 서초동 집을 출발하여 지하철을 타고 강변역에서 7시 5분에 백담사행 버스를 탔습니다. 1시간 40분을 달려 용대리 백담사 앞에서 하차, 마을버스를 타고 백담사에 9시 20분에 도착하였습니다.
    백담사에서 바로 산행을 시작하여 영시암을 거쳐 오세암에 12시 30분에 도착하였습니다. 배가 고파서 서둘러 식당으로 갔는데, 국은 없고 밥과 김치만 있다고 하며 물을 따뜻하게 끓여 준다고 하여 '고맙다'고 하였습니다. 잠시 기다린 후 5분 만에 맛있게 먹고 12시 40분에 발길을 재촉하여 다시 영시암을 거쳐 백담사로 내려왔습니다. 용대리에서 4시 20분에 출발하는 동서울행 버스를 타려고 서둘렀습니다.
    추운 겨울철이고 또한 입산 금지 기간이어서 입산을 하려면 미리 예약을 해야 하기 때문인지 움직이는 사람이 없었습니다. 내려오는

데 너무나 고요하고 적적하게 느껴졌습니다. 함께 간 친구가 트럼펫으로 〈아베마리아〉 한 곡을 연주하고 내려왔습니다. 백담사에 오니 3시 20분이었습니다. 그곳에서 용대리로 출발하는 마을버스를 곧바로 타고 용대리에 도착하여 커피 한잔 마시고, 4시 20분에 동서울행 버스를 타고 강변역에 도착하여 다시 지하철을 타고 집에 가니, 저녁 8시 10분이었습니다.

백담사에서 오세암까지 3시간 10분, 오세암에서 백담사까지 2시간 40분, 도합 5시간 50분 동안 산행하였습니다. 집에서 오전 6시 10분에 출발하여 오후 8시 10분에 도착하였으니, 14시간 만에 집에 도착한 것입니다.

이것이 척추전방전위로 13mm가 어긋나 있고, 극심한 디스크 척추분리증, 척추관협착증이 있는 사람이 주말 등산하는 과정을 소개해 드린 것입니다.

제가 카페에서 회원님들에게 등산 등의 운동을 하라고 권유하면서 제가 운동하지 않는다면 그야말로 저는 사기꾼이 되는 셈이지요. 짧은 인생 거짓없이 진실되게 살고 싶습니다.

함께 간 친구는 제가 10여 년 전에 허리가 아파서 자동차를 타고 앉아 있는 것도 고통스러워했던 것을 본 친구입니다. 그 친구는 어떻게 험한 산을 힘들이지 않고 등산하고, 또 버스를 타고 장시간 서울로 오가는데도 전혀 피곤한 기색이 없느냐고 했습니다. 도대체 무엇을 어떻게 했기에 이렇게 건강해졌느냐고 물으면서 신기하다는 듯 제 몸을 만져 보기까지 하였습니다.

저는 "생겨나는 성질이 있는 모든 것은 그치는 성질이 있고, 생겨나는 성질이 있는 것은 그 자체 안에 그치고 파괴되는 성질, 즉 싹을 지니고 있으므로 그 싹, 즉 원인을 제거하면 된다."는 것을 알았다고 하였습니다. 호롱불은 기름이 없고 심지가 다 타면 더 이상 타지 않고 불은 꺼진다고 하였습니다.

모든 것은 원인을 제거하면 되는데, 일부 지식인들이 허리 통증의 가장 큰 원인이 자신의 체중이 누르는 중력이라는 말을 하지 않고 막연하게 자세 때문이라고만 말하고 있어서 고생하고 있다고 하였습니다. 물론 자세도 약간의 영향을 미치기는 하지만 중요한 원인은 자신의 체중이 누르는 중력과 운동 부족이라고 하였습니다.

제가 알기로는 나쁜 자세는 고정된 자세로 의자에 오래 앉아 있는 자세가 가장 나쁜 자세입니다. 현대인은 대부분 의자에 앉아서 하루 종일 일을 하거나 공부를 합니다. 그러므로 건물 옥상이나 편리한 곳에 철봉을 설치하고 휴식 시간에 잠시 매달리는 것이 짧은 시간에 할 수 있는 동작으로는 가장 좋은 자세일 것입니다. 이것은 제 몸을 가지고 수십 년간 실험을 하여 알아낸 것입니다.

운동으로 몸을 오랜 기간 단련하지 않거나 잘못된 습관으로 인하여 허리 주변 근육이 약해져서 자신의 체중이 누르는 중력을 감당하지 못해 허리가 아픈 것입니다. 그러므로 누구든지 지금부터라도 많이 걷고, 달리고, 윗몸일으키기 하고, 철봉·평행봉에 매달리고, 등산을 하면 통증 없이 지낼 수 있습니다. 그런데 많은 사람들이 게을러서 운동을 하지 않기 때문에 고통을 당하고 있습니다. 진실을 아는 저로서는 참으로 안타깝습니다.

"게으름은 타락 중에 가장 큰 타락이다".『법구경』

혹시 허리가 아픈 원인이 나쁜 자세로 인한 것이라고 하는 의사가 있다면 그분께 이렇게 한번 문의해 보세요. 어떤 자세가 좋은 자세이고, 어떤 자세가 나쁜 자세이며, 그와 같은 원리를 어떻게 알았는지 꼭 확인하여 많은 회원들이 참고할 수 있도록 〈대한허리튼튼연구원〉 카페에 꼭 올려 주시기를 바랍니다.

〈좁아진 척추관,
풍선으로 넓혀 해결한다〉는
글을 읽고 나서

　허리 통증과 섬유근육통에 대하여 제 몸을 가지고 실험해서 친구들에게 알려 주려고 노력하고 있다는 사실을 알고 있는 한 친구는 기회만 있으면 자료를 구해서 저를 주곤 합니다.
　그 친구가 얼마 전에는 모 신문의 내용을 스크랩하여 가져왔습니다. 그 내용은 좁아진 척추관을 풍선으로 넓혀 허리 통증의 근본 원인을 해결한다는 기사였습니다.
　척추관이 왜 좁아졌을까요? 사용을 하지 않아 좁아진 것입니다. 즉, 운동을 하지 않아서 좁아진 것인데, 구태여 수술을 해서 넓힐 필요가 있을까요? 저는 척추전방위로 13mm가 어긋나 있으므로 척추관이 얼마나 좁아져 있는지 상상이 갈 것입니다. 아주 건강하거나 관심이 없는 사람은 무슨 말을 하는지 전혀 이해가 안 될 것입니다. 건강에 대해서 이해를 하는 것은 고학력과는 아무런 관계가 없습니다.

척추뼈가 앞으로 13mm가 어긋나서 척추관을 미니까 당연히 좁아지는 것입니다. 그러므로 수시로 철봉에 매달려 제자리로 들어가게 해 주고, 윗몸일으키기를 하여 좁아진 관을 넓혀 주면 되는 것입니다. 가장 좋은 운동은 철봉에 매달리거나 거꾸로 매달리기, 윗몸일으키기 동작을 하면 됩니다.

수년 전 최○○라는 분이 척추관협착증으로 용하다는 병원 다다녀도 효과가 없어 거꾸로 매달리면 통증을 많이 완화시킨다는 말에 설마하며 거꾸로 매달리기를 했는데, 정말 말끔히 해결되었다고 하는 말을 들은 사실이 있습니다.

그분은 거꾸로 매달려서 우유도 마시는데, 저는 그 정도는 못하고 매달려서 글씨를 쓰는 수준입니다. 그분은 목욕탕을 운영한다고 합니다. 그래서 목욕탕에 오는 손님들에게도 알려 준다고 합니다.

옛날에는 한때 이쁜이 수술을 하는 것이 유행했던 시절이 있었습니다. 많이 사용하니까 늘어나서 좁게 만드는 것이지요. 우리 몸도 운동을 많이 하면 다 늘어나게 되어 있습니다. 사용을, 즉 운동을 하지 않으니까 좁아진 것입니다. 운동으로 신체 모든 부위가 정상적으로 작동하게 해 주면 비롯된 원인은 모두 해결됩니다.

우리 몸은 장난감이 아닙니다. 우리 몸에 이물질을 집어 넣는 것이 과연 좋을까요? 그런데 죽어도 운동을 하지 않으려고 합니다. 스스로 운동으로 고쳐야 100% 완벽하게 고쳐지는 것입니다. 혹시 척추관에 풍선을 집어 넣는 수술을 받고 치악산, 설악산 대청봉을 등산하며 지내는 사람이 있다면 〈대한허리튼튼연구원〉 카페에 꼭 글을 올려 주시기 바랍니다.

이제는 진실을 말해야 한다

이제는 진실을 말해야 합니다. 그리고 솔직해야 합니다. 배가 고프면 밥을 먹어야 하고 목이 마르면 물을 마셔야 된다는 것을 모르는 사람이 있을까요? 그것을 모르는 사람은 아무도 없을 것입니다. 사람뿐만 아니라 생명을 가지고 있는 생명체는 먹어야 된다는 것은 다 알고 있습니다. 그것도 본능적으로 말입니다.

허리가 왜 아픈지를 모르는 전문 지식인이 있을까요? 그분들은 바보가 아닙니다. 다 알고 있습니다. 다 알고 있으면서 왜 알려 주지 않을까요? 남에게 알려 주려고 공부하는 사람은 거의 없을 것입니다. 남보다 잘 먹고 잘살려고 잠 안 자며 힘들어도 참고 공부하는 것이 아닐까요?

인간은 남보다 더 많은 돈과 권력, 명예를 차지하려고 발버둥치다 한평생을 마감하는 것 같습니다. 보통 사람들은 대부분 이렇게 살아왔고, 또 이렇게 살아갈 것입니다.

그러나 많은 사람들로부터 존경받고, 거짓말을 해도 사람들이 거짓말인지 알아채지 못하고 무조건 믿게 되는 전문 지식인들이야말로 이제는 진실을 말해야 합니다.

목과 허리가 왜 아플까? 자신의 체중이 누르는 중력과 운동 부족, 그리고 의자에 고정된 자세로 오래 앉아 있어서인데도 이렇게 간단한 사실을 몰라서 수십 년간 고생을 하였습니다. 이렇게 간단한 사실을 알법한 전문 지식인이 알려 주지 않아도 결국에는 아무리 어리석은 사람이라도 알게 됩니다.

제가 알고 있는 것은 단 한 가지입니다. 즉 제가 남보다 너무나 알고 있는 것이 없다는 사실입니다. 1979년경 모 지방검찰청에 근무하고 있을 당시 평소 친하게 지내던 직원 한 사람이 허리가 아파서 부황을 뜨고 많은 고생을 하였습니다. 결국은 신촌에 있는 어느 병원에 입원하여 찾아간 일이 있었습니다. 병원에 갔더니 친구는 침대에 누워 있었고, 다리 끝에 쇠로 만든 무겁게 보이는 추를 매달아 놓았습니다. 친구에게 왜 이렇게 하였느냐고 물었더니, 허리를 견인하는 것이라고 하였습니다. 이 어리석은 사람은 친한 직원이 아파서 고생을 하고 있는 것을 보고, 나도 똑같은 사람이니까 허리가 아플 수도 있겠구나 생각하고 잘 살펴보았어야 했는데, 내가 아프지 않으니까 나와는 아무런 관계가 없는 것으로 생각하고는 건성으로 지나쳤습니다.

그 후 허리가 아파서 젊은 나이에 일찍 검찰청에 사표를 내고 나와 고생하면서 친구가 병원에서 다리에 추를 매달고 눌렸던 척추뼈를 펴 주는 것을 보고도 얼마나 멍청하였으면 그 생각을 못하고 병원만 수십 년간 다니다가 결국 척추뼈가 철저히 망가지게 되었습니다. 결국 죽지 않고 살기 위하여 반드시 허리 통증의 원인을 알아내기로 마음먹고 공부하던 중 다음과 같은 사실을 알게 되었습니다.

2600년 전, 고타마 싯달타는 다음과 같이 말하였습니다.

생겨나는 성질이 있는 것은 어떤 것이라도 그치는 성질이 있다. 어떤 존재 어떤 것 또는 어떤 체계가 생겨나는 성질, 존재하려는 성질을 그 자체에 지녔다면 스스로 그치고 파괴되는 성질 그 싹 또한 지니고 있다.

Whatever is of the nature of arising all that is of the nature of cessation. A being, a thing or a system if it has within itself the nature of arising the nature of coming into beings, has also within itself the nature the germ of its own cessation and destruction.

허리가 아팠으므로 아픈 원인을 알아내서 원인, 즉 싹을 제거하면 된다는 생각을 하고, '나도 허리를 튼튼히 할 수 있다.'는 희망의 메시지를 받았습니다. 우선 허리 통증의 중요한 원인이 자신의 체중이 누르는 중력과 운동 부족, 그리고 의자에 오래 앉아 있어 생기는 병이라는 것을 알았습니다. 그래서 통증의 원인을 운동 등으로 제거하였고, 비로소 통증에서 해방되었습니다. 저는 현재 척추전방전위로 13mm가 어긋나 있지만 치악산, 오대산, 설악산 대청봉을 즐겁고 편안하게 등산하며 지내고 있습니다.

허리가 아픈 사람은 주변을 잘 살펴보아야 합니다. 남들은 아프지 않은데 왜 나만 아플까? 나이가 먹었다는 것은 세상을 많이 살았으니까 많은 경험을 통하여 알고 있는 것이 많으므로 젊은 자식에게 경험한 사실을 정확히 알려 주어야 합니다. 그런데 그러지 못하고 오히려 걸음도 제대로 걷지 못한다면 아들딸과 손자, 손녀 보기가 얼마나 부끄러운 일인가에 대하여 생각을 해 보면 간단합니다. 아픈 것은 부끄러운 것을 모르고, 또한 자식을 사랑하는 마음이 없기 때문이라고 생각합니다.

나이가 많은 사람들은 정말 솔직해야 합니다. 특히나 허리가 아픈 나이 많은 사람들은 더 솔직해야 합니다. 그 동안 게을러서 운동을 하지 않아 몸에 근력이 부족하여 자신의 몸이 누르는 무게, 즉 중력을 견디지 못하여 허리와 무릎이 아프게 된 것입니다. 그런데 전문 지식인은 운동 부족과 중력이 문제라고 말하지 않고, 살아가면서 스트레스를 많이 받아서, 또는 일을 많이 해서 병에 걸렸다고 알려 주는 분도 있는 것 같습니다.

자신이 운동을 하지 않아 아프게 되었는데 반성을 하기는커녕 오히려 가족들이 스트레스를 줘서 아프다고 하며 가족들을 나무라니, 집안이 항상 불편하게 됩니다. 솔직히 가족들에게 게을러서 운동을 하지 않아 아팠다고 사과하고, 열심히 운동하여 고통에서 벗어나야 본인도 편하고, 집안도 편안해질 것입니다.

세월호 사건을 계기로 이 땅에는 변화가 일어나야 합니다. 중세 유럽에서 흑사병이 창궐하자 성당에서는 면죄부를 사서 지니고 있어야 병에 안 걸린다고 거짓말을 하며 돈을 챙길 때, '안후스'라는 용감한 신부님이 흑사병은 면죄부를 사는 것과는 아무런 관계가 없는 전염병이라고 하면서 시민들이 알아듣기 쉽게 체코 어로 강론하여 신자들의 열광적인 지지를 얻어 종교개혁을 이루어 냈습니다.

  이제 지식인들은 작은 이익 때문에 진실을 외면해서는 안 됩니다. 진실을 말해야 합니다. 그리고 아는 것도, 가진 것도 별로 없는 시민들은 솔직해야 합니다. 그 동안 너무나 게으르게 살며 운동하지 않았기 때문에 아픈 것입니다. 자신의 체력에 맞게 운동 계획표를 작성해 놓고 점차적으로 운동량을 늘리면서 노력하면 통증에서 벗어날 수 있습니다.

허리가 아플 때, 이렇게 해 보세요

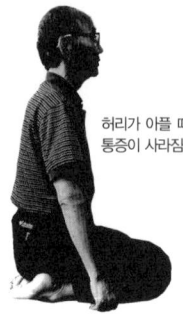

허리가 아플 때 무릎을 꿇고 앉으면 통증이 사라짐을 느낀다.

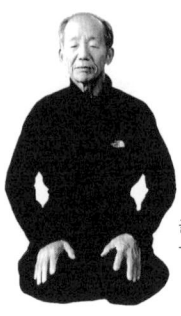

골반을 교정하는 동작
- 왼쪽의 동작을 한 후 초보자는 1분 정도만 하면 좋다.

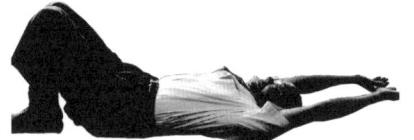

허리 운동을 하기 전 준비 자세

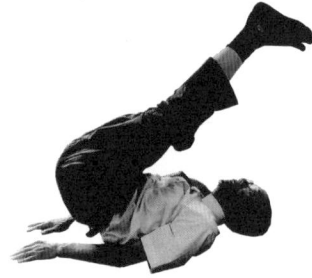

두 다리 올리고 내리기-복근 단련 운동

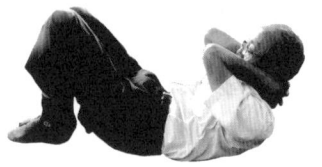

목에 팔짱 끼고 윗몸일으키기-복근 단련 운동

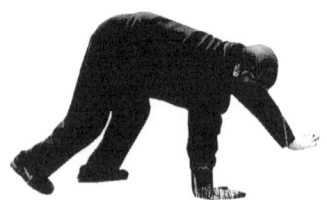

오르막길을 걸어야 심장, 폐, 허리, 무릎 강화 운동이 된다. (초보자는 30초 정도)

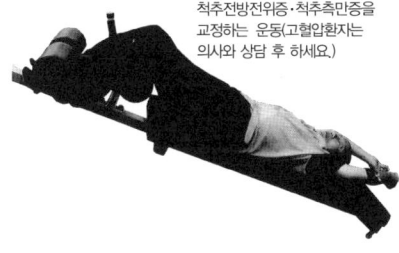

척추전방전위증·척추측만증을 교정하는 운동(고혈압환자는 의사와 상담 후 하세요.)

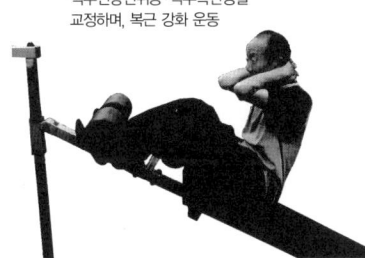

척추전방전위증·척추측만증을 교정하며, 복근 강화 운동

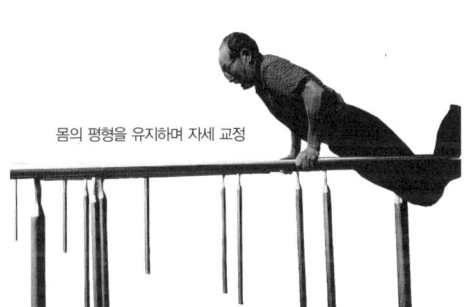

몸의 평형을 유지하며 자세 교정

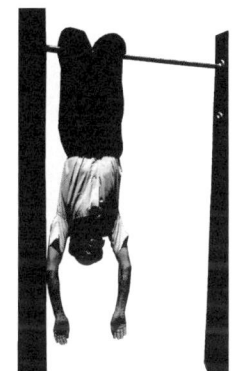

박쥐 자세-척추전방전위증·척추측만증 교정에 좋으나 초보자는 위험하므로 권하지 않는다.

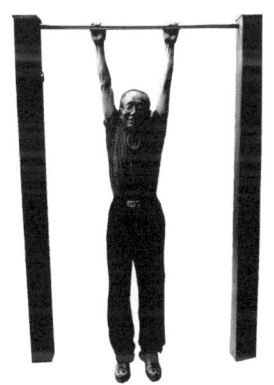

철봉 매달리기는 모든 허리 병 예방 및 교정에 유익하므로 집에 설치하고 수시로 하면 좋다.

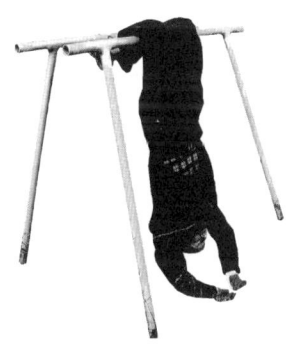

디스크, 척추전방전위증, 척추측만증에 효과적인 자세

고대 의사들의 허리 병 치료 방법

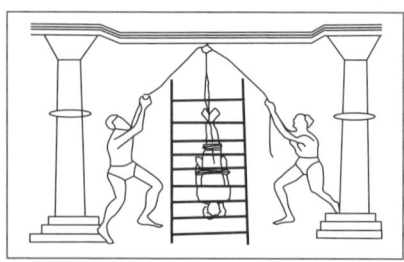

BC 5세기 히포크라테스가 척추측만증을 치료하기 위해 개발한 척추 견인장치로, 모든 허리 병에 적용된다.

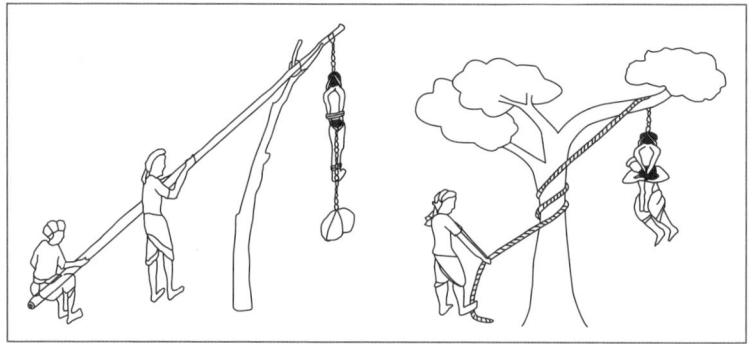

인도에서 뼈 접골사들이 척추측만증 환자를 나무에 매달아 치료하는 모습

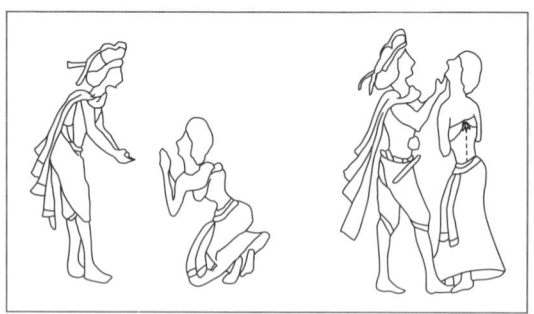

BC 3500~1800년 전 인도의 크리쉬나 왕이 척추측만증 환자의 턱을 당겨 허리를 교정하는 모습